筋膜加压带治疗技术
FLOSSING

（德）罗兰·克鲁策　主编
(Roland Kreutzer)

（德）克拉斯·施特曼
(Klaas Stechmann)

（德）亨德里克·埃格斯
(Hendrik Eggers)

（德）伯纳德·C. 科尔斯特
(Bernard C. Kolster)

矫　玮　主审

张恩铭　主译

U0198822

北方联合出版传媒（集团）股份有限公司
辽宁科学技术出版社

This is a translation of Flossing Powerful Aid for Treating Pain and Injuries/Effective Muscle-Building Exercises, by Roland Kreutzer, Klaas Stechmann, Hendrik Eggers, Bernard C. Kolster
ISBN 978-1-85097-296-9
Originally published by Quintessence Pub Co, 2016
Simplified Chinese translation rights arranged with Quintessence Pub Co.

图书在版编目（CIP）数据

筋膜加压带治疗技术 /（德）罗兰·克鲁策（Roland Kreutzer）等主编；张恩铭主译. — 沈阳：辽宁科学技术出版社，2024.4
ISBN 978-7-5591-3283-3

Ⅰ.①筋… Ⅱ.①罗… ②张… Ⅲ.①康复训练 Ⅳ.①R493

中国国家版本馆CIP数据核字（2024）第004419号

出版发行：辽宁科学技术出版社
　　　　　（地址：沈阳市和平区十一纬路25号　邮编：110003）
印　刷　者：辽宁新华印务有限公司
经　销　者：各地新华书店
幅面尺寸：185mm×260mm
印　　　张：6.25
字　　　数：140千字
出版时间：2024年4月第1版
印刷时间：2024年4月第1次印刷
责任编辑：杨晓宇　赫　昊
封面设计：墨韵创意
版式设计：墨韵创意
责任校对：黄跃成

书　　　号：ISBN 978-7-5591-3283-3
定　　　价：88.00元

投稿热线：024-23284363
邮购热线：024-23284502
E-mail:lnkj_hehao@163.com
http://www.lnkj.com.cn

主编简介

罗兰・克鲁策（Roland Kreutzer）是从事肌肉骨骼疾病管理方面的讲师，同时也是一名物理治疗师。他在骨科、外科领域有着25年的临床经验，并定期开设课程，传授他的知识和丰富的经验。

克拉斯・施特曼（Klaas Stechmann）是一名物理治疗师、骨科硕士研究生，同时也是德国汉堡和斯塔达的多学科联合医疗的独立从业者。近年来，他的研究重点主要集中于人体筋膜系统及其对人体的影响。

亨德里克・埃格斯（Hendrik Eggers）是德国吕讷堡的物理治疗师（B. Sc.）。近年来，一直专注于筋膜加压带（flossing）的研究及其实际应用。

伯纳德・C. 科尔斯特（Bernard C. Kolster）博士（编辑）是一位物理治疗师，同时也是一位医生。他的主要研究领域是物理医学、康复、反射疗法和营养医学。他是多部专业教科书的作者或编辑。

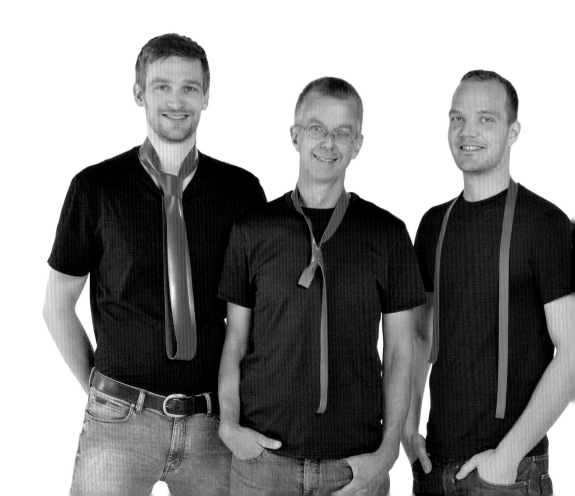

审译者名单

主　审
矫　玮

主　译
张恩铭

副主译
赛　雪　贾雨晴

参译者（按姓氏拼音排序）
白　宇　耿爱华　纪　鑫
李雪梅　彭淑婷　王　博

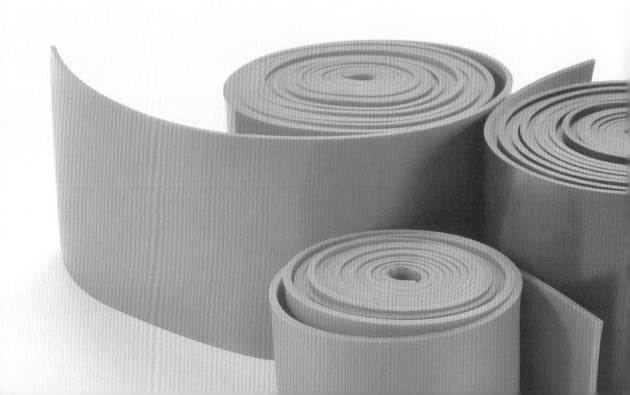

前　言

致读者：

　　最近，有许多关于"使用筋膜加压带治疗"的大肆宣传和讨论；然而，这一领域的现有研究证据较少，在本书推出之前，仅在1篇德文文献（Seidenspinner & Kolster, 2015）中有所涉及。因此，我们需要更加密切关注这种治疗方式。我们得出的结论是：筋膜加压带的功效不但令人费解，甚至有些神秘。

　　我们在筋膜加压带治疗领域多年的联合物理治疗经验为这本书的完成奠定了基础。这是世界上第一本关于筋膜加压带治疗技术的指南，它对筋膜加压带治疗的基本原理和潜在应用价值进行了全面的描述。本书主要是为治疗师和运动员准备的，介绍了如何通过缠绕筋膜加压带的方式有效治疗运动中常见的疼痛综合征和典型损伤，并可以此作为以往治疗技术的辅助疗法。此外，还介绍了运用筋膜加压带治疗的一个显著优点：肌体不会出现药物治疗后产生的副作用。因此，只要明确其所有禁忌证，该技术可以应用于许多患者群体。那么，使用筋膜加压带治疗可以达到什么效果呢？最为典型的是缓解疼痛，比如由肌肉紧张、肌腱炎、关节疼痛或肿胀等原因引起的疼痛，都可以通过筋膜加压带得到有效缓解。此外，筋膜加压带还可以专门用于增加肌肉围度和力量，这一应用得到了较为可靠的研究和调查的支持。

　　本书在介绍每种筋膜加压带缠绕方法之前，会先对引起疼痛综合征和运动损伤的原因进行分析与探讨，之后，再逐步阐述适用于此种情况的筋膜加压带缠绕方法，同时配以一系列图片辅助说明。在每一部分的末尾，都会介绍在应用筋膜加压带时可以进行的主动运动方法。

　　本书包含两个部分：第一部分为"基础知识"，主要介绍了筋膜加压带治疗中关于其作用机制、施加张力以及该方法的可能性与局限性的理论基础，并结合实例解释说明了各种应用技术；接下来的第二部分为"实践应用"，主要介绍了筋膜加压带在身体各个部位的潜在应用方法，通过一系列图片和清晰的文字说明，逐步地有逻辑地向使用者介绍如何应用筋膜加压带。

　　正如开头中所提到的，筋膜加压带治疗是一种基于经验的治疗方式，还需要经过严格的科学测试。作者希望通过本书来记录当前的知识状态，并鼓励所有治疗师积极参与并促进筋膜加压带应用的进一步发展。

　　最后，我们要感谢所有为本书做出贡献的创作者。其中，排在首位的必须是大卫·昆恩（David Kühn），如果没有他严格的项目管理和他在文字排版和插图方面的创造力，这本书不会有如此高的质量，当然也不会有如此惊人的出版速度。十分感谢雷纳特·曼纳（Renate Mannaa）（首版德文版本书的文字编辑），为紧跟创作进度，她屡次推掉其他工作来支持本项目：感谢您，曼纳女士！此外，我们要感谢罗莎娜·杰拉斯卡（Rosana Jelaska）对于本书的出色的英文翻译。十分感谢我们非常棒的模特马丁（Martin）和优秀的摄影师马丁·克鲁特（Martin Kreutter）：马丁（Martin）足够的耐心和对疼痛的耐受能力，马丁·克鲁特（Martin Kreutter）的卓越摄影技术，使得一系列精美图片得以在本书中展现。

　　我们希望所有的读者和治疗师以及所有筋膜加压带的使用者，无论有无治疗经验都能应用筋膜加压带获得有价值的治疗和训练效果，同时希望我们的书能为实现这一目标发挥作用。期待您的反馈！

罗兰·克鲁策

克拉斯·施特曼

亨德里克·埃格斯

伯纳德·C. 科尔斯特

2016年9月

视频目录

	视频标题	视频时间
视频1	肩关节和肩锁关节	02:05
视频2	上臂（肱二头肌、肱三头肌、上臂筋膜）	01:55
视频3	肘关节	01:49
视频4	腕关节	01:45
视频5	拇指关节	01:45
视频6	上臂肿胀	01:26
视频7	胸椎/腰椎	01:47
视频8	骶髂关节和耻骨联合	01:23
视频9	髋关节	01:26
视频10	大腿后侧和前侧肌肉	01:22
视频11	膝关节、髌骨、髌腱	01:51
视频12	小腿肌肉和跟腱	01:42
视频13	踝关节	01:21
视频14	踝关节扭伤（旋前/旋后创伤）	02:36
视频15	足跟骨刺、足底筋膜	01:12
视频16	增强大腿力量	01:33
视频17	增强小腿力量	01:31
视频18	增强上臂力量	01:39
视频19	平抚手法	00:33

观看视频方法

　　本书附赠了筋膜加压带操作视频。要观看视频需要微信扫描下方二维码。此为一书一码，为避免错误扫描导致视频无法观看，此二维码提供两次扫描机会，扫描两次后，二维码不再提供免费观看视频机会。购买本书的读者，一经扫描，即可始终免费观看本书视频。该视频受版权保护，如因操作不当引起视频不能观看，本出版社不负任何责任。切记，勿将二维码分享给别人，以免失去自己的免费观看视频机会。操作方法请参考视频使用说明。

视频使用说明

　　扫描二维码即可直接观看视频。视频下有目录，点击目录可以进入相关视频的播放页面直接观看。

240321

目 录

筋膜加压带治疗技术
——基础知识

什么是筋膜加压带? ……………………… 2
材料 …………………………………………… 2
材料特性 …………………………………… 3

筋膜加压带的作用机制 ………………… 4
血液流动和组织引流 ……………………… 4
皮肤与筋膜 ………………………………… 4
关节 ………………………………………… 6
生化因素 …………………………………… 7
疼痛和内源性抑制 ………………………… 8
应用范围 …………………………………… 8
禁忌证 ……………………………………… 9

如何使用筋膜加压带 …………………… 10
副作用 ……………………………………… 10
筋膜加压带的清洁/消毒和护理 ………… 10
筋膜加压带的实际应用 …………………… 10
患者须知 …………………………………… 10
张力 ………………………………………… 10
拉力方向和作用方向 ……………………… 11

在哪里使用筋膜加压带·················· 12
应用部位·························· 12
运动··························· 12
检查血流量······················ 12

常规治疗建议······················ 13
应向患者提供哪些信息?·············· 13
筋膜加压带的使用频率··············· 13
每次治疗应间隔多久?·············· 13
治疗后的不良反应················· 13
需要进行多少次治疗?·············· 13
是否可以与其他治疗方法结合使用?··· 14

BFRT:血流限制训练················ 15
筋膜加压带用于力量训练············· 15
力量训练中筋膜加压带的缠绕方式····· 15

BFRT的训练程序·················· 16
禁忌证和副作用··················· 16
应该施加多大的阻力?·············· 16
需要进行几组练习?················ 16
训练应该多久进行一次?············ 16

筋膜加压带治疗技术
——实践应用

第一章:筋膜加压带治疗上肢疼痛········· 21
肩锁关节························· 22
肩关节疼痛、肩关节僵硬、撞击综合征······ 24
肱二头肌和肱二头肌长头肌腱········· 26
上臂筋膜························· 28
肘关节························· 30
网球肘························· 32
高尔夫球肘······················ 34
前臂筋膜························· 36

腕关节························· 38
手指关节、侧副韧带················ 40
拇指关节························· 42
上臂肿胀························· 44

第二章:筋膜加压带治疗腹部与背部疼痛··· 45
胸椎··························· 46
肋骨(呼吸时)··················· 48
腰椎··························· 50
骶髂关节与耻骨联合················ 52

第三章:筋膜加压带治疗下肢疼痛········· 55
髋关节························· 56
内收肌························· 58
大腿外侧························· 60
大腿后侧和前侧肌肉··············· 62
膝关节、髌骨、髌腱················ 64
膝关节内侧副韧带与内侧半月板······· 66
膝关节外侧副韧带与外侧半月板······· 68
小腿肌肉························· 70
跟腱··························· 72
踝关节························· 74
踝关节扭伤(旋前/旋后损伤)········· 76
足跟骨刺、足底筋膜··············· 78
踇外翻(踇囊炎)、跖趾关节··········· 80
大腿肿胀························· 82
瘢痕··························· 83

第四章:筋膜加压带在力量训练中的应用··· 85
增强大腿力量···················· 86
增强小腿力量···················· 88
增强上臂力量···················· 90

参考文献························· 92

筋膜加压带治疗技术
——基础知识

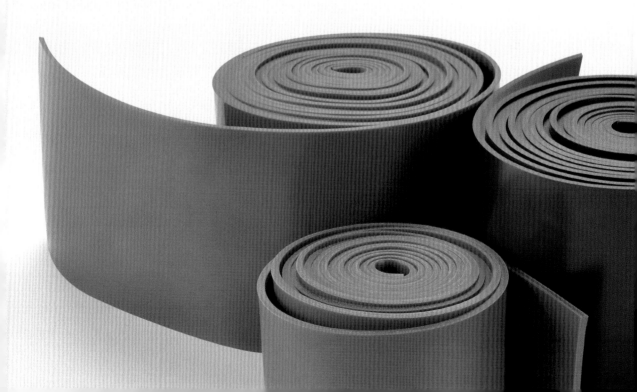

什么是筋膜加压带？

在日常用语中，"floss"和"flossing"是指在口腔和牙齿卫生中使用的牙线。最近，筋膜加压带在训练和康复领域的独特应用，使得"flossing"在全球范围内被赋予了新的含义。它是一种由弹性橡胶带制成的加压绑带，可用于治疗肌肉骨骼系统的疾病。

这种方法通常被称作"巫毒带"加压技术，因为它的作用效果令人称奇且无法确切解释其原理（在这种情况下，"巫毒"可以被理解为一种晦涩的、无法解释的"巫术"）。

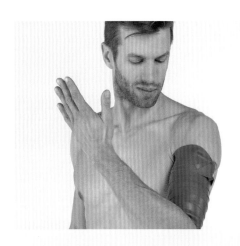

使用筋膜加压带的明确目标

■ 缓解疼痛
■ 改善关节活动度
■ 减少肿胀
■ 增强肌肉力量
■ 提高协调能力

近期，凯利·斯塔雷特（Kelly Starrett）在他关于健身训练的书中加入了"巫毒带"一词和其治疗方法（Starrett, 2014）。

治疗方法为：将筋膜加压带直接缠绕于存在疼痛、活动受限或急性肿胀的肢体上，然后主动活动肢体。治疗目的是：缓解疼痛、改善关节活动度、减少肿胀、加快损伤组织的愈合。这种方法在医疗训练中的应用越来越广泛，这也为进一步研究、解释其功效奠定了基础。

材料

筋膜加压带（图1）由100%天然橡胶制成，长度为1.03~2.06 m，材料的厚度为1.1~1.6 mm。手臂、腿、躯干处使用的筋膜加压带宽度为5 cm，更短、更窄的2.5 cm宽的筋膜加压带可用于小关节和手部。除了正确的操作技术，筋膜加压带的质量也是成功治疗的关键因素。它的表面不能过于光滑（保证其与皮肤之间有足够的贴附性），同时，良好的弹性也至关重要。

筋膜加压带需要与皮肤紧密贴合（即筋膜加压带要有适宜的弹性且能与皮肤良好贴合），才能在组织和靶结构中产生期望的治疗刺激。均匀的弹性使得张力能够精准施加，并根据治疗部位的结构做出单独调整。筋膜加压带不含塑化剂和其他有毒物质，因此在皮肤上使用是安全的。然而，需要事先排除对橡胶过敏的可能性；若存在这种过敏情况，可以隔着衣服使用筋膜加压带。

如何识别"好"的筋膜加压带

适宜的筋膜加压带具有光滑的表面（但不过于光滑），拉长筋膜加压带时有柔和、均匀且有弹性的阻力感。无论您选择哪个品牌或厂家，都要确保其表面质感和拉伸时的弹性都符合上述描述。

材料特性

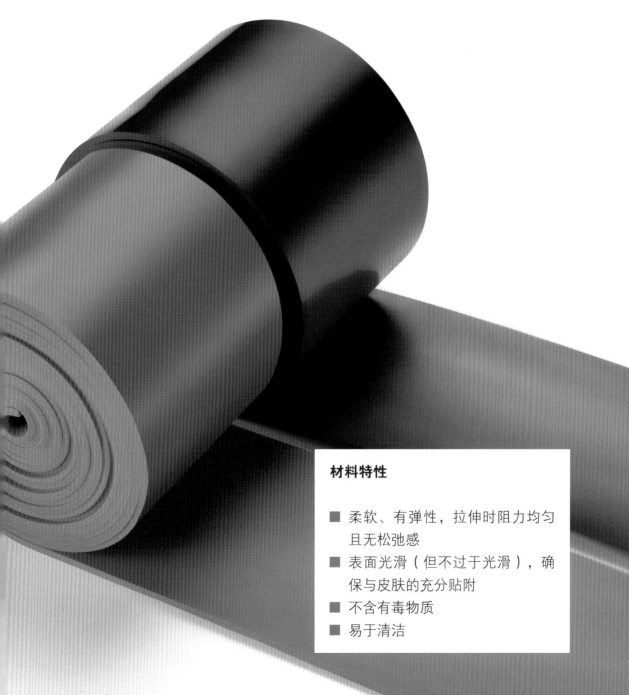

材料特性

- 柔软、有弹性，拉伸时阻力均匀且无松弛感
- 表面光滑（但不过于光滑），确保与皮肤的充分贴附
- 不含有毒物质
- 易于清洁

图1 卷状筋膜加压带

筋膜加压带的作用机制

血液流动和组织引流

截至目前，有关筋膜加压带的科学研究还很少（虽然有许多可能的效应），其确切的作用机制尚未被明确阐明。由于治疗过程中总是需要进行额外的主动运动，因此筋膜加压带的作用机制不能完全归因于它们的压力。

当筋膜加压带紧紧缠绕时，会使治疗区域的血流量立即减少，血液被筋膜加压带挤出（图2）。随后筋膜加压带的快速松动导致血流立即增强，人们可能会将其描述为海绵效应（图3）。大部分代谢副产物被压力挤出，随后被充盈的血液带走。一般来说，压迫1~2 min后释放可使血液和淋巴液立即重新自由循环。

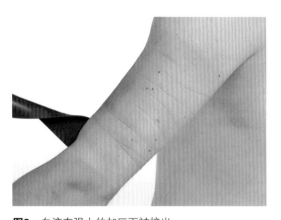

图2　血液在强大的加压下被挤出

在淋巴系统层面上，人们可能会认为强大的压力会将肿胀部位的积液输送到淋巴系统功能正常的区域。而最近的研究表明，减轻水肿的最佳压力可能比以往推荐的淋巴引流的压力要高得多（Raradaj et al., 2015; Zaleska et al., 2014）。当进行反复多次的瞬时加压时，在120 mmHg（相当于0.16 kg/cm^2，1 mmHg=133.322 Pa）左右的压力下可以表现出最佳的减轻水肿的效果。然而，由于缺少相关研究，目前筋膜加压带在淋巴引流方面的作用机制尚不明确。

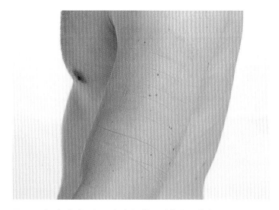

图3　血流减少后，治疗部位立刻明显变红

皮肤与筋膜

皮肤与筋膜加压带直接接触并通过众多的机械感受器将治疗刺激传导至中枢系统（图4）。对皮肤进行集中的加压治疗会对机械感受器产生强烈的刺激，而这些刺激传导至大脑，会抑制脊髓内的疼痛刺激的传入。这种额外增加的感觉输入也能使神经系统补偿其他存在差异和不平衡的地方。

身体的筋膜位于皮肤的正下方。由于筋膜中存在着大量的神经纤维和感受器且具有结合水分的能力，因此，筋膜可以被定义为人体最大的感觉器官。筋膜连接着身体从头到脚、由外到内的所有器官，而各筋膜层的可移动性/活动性/滑动性及其与相邻结构（如肌腱、肌肉、韧带、血管和神经纤维）的关系（图5）是它的重要特征。

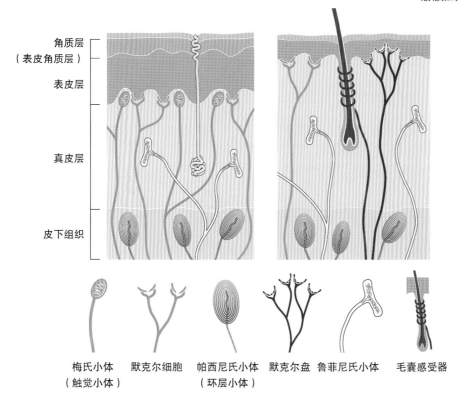

角质层
（表皮角质层）

表皮层

真皮层

皮下组织

梅氏小体　　默克尔细胞　　帕西尼氏小体　　默克尔盘　鲁菲尼氏小体　　毛囊感受器
（触觉小体）　　　　　　　　（环层小体）

图4　皮肤和筋膜的众多机械感受器将治疗刺激传导至脊髓和大脑

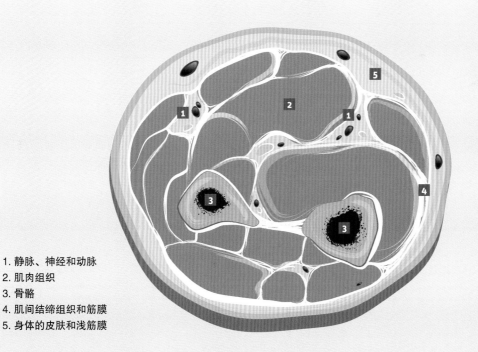

1. 静脉、神经和动脉
2. 肌肉组织
3. 骨骼
4. 肌间结缔组织和筋膜
5. 身体的皮肤和浅筋膜

图5　前臂横截面。骨骼、肌肉、筋膜、血管和神经的相对位置清晰可见。筋膜加压带的压力和加压过程中手臂的运动会在不同组织间产生剪切应力，进而在一定程度上恢复筋膜的滑动

5

受伤、手术和运动不足均会导致肌肉粘连，继而引起筋膜损伤。若使用筋膜加压带治疗筋膜问题，筋膜加压带的压力和加压过程中伴随的肌肉运动会在不同组织间产生剪切应力，各筋膜层在外力作用下被固定在原位，而同时进行的主动运动会松动层与层之间的粘连，这就解释了为什么筋膜加压带对于手术和损伤后的治疗格外有效（图6）。

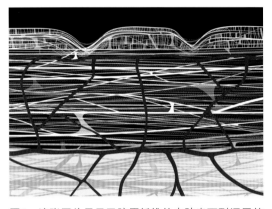

图6 这张图片显示了胶原纤维从皮肤表面到深层的连续性，筋膜的滑动发生在这些区域。血管（红色）和肌腱、神经纤维等其他结构需要自由的移动［根据相关文献（Guimberteau, 2015）有修改］

此外，对机械感受器施加的压力和刺激可明显改善细胞外基质的液体供应（Schleip, 2003）。水分含量的增加使得细胞外基质的黏度降低，进而引起了流动性的增加。对于在过去接受过手术的患者，筋膜加压带可以产生显著的治疗效果，这是因为其恢复了筋膜的活动性。同样，治疗的长期效果也可能与筋膜的完整性的恢复有关。

关节

若用筋膜加压带缠绕关节，则会对整个关节产生明显的压缩力。关节囊和周围韧带含

注意

为达到最佳效果，筋膜加压带应直接应用在皮肤上。

有本体感受器，它们为大脑和前庭系统提供有关关节位置和关节承受应力的信息。关节积液通常在关节扭伤或术后产生，进而导致疼痛和关节囊活动受限，这将抑制和协调感觉运动功能，而筋膜加压带的奇妙效果能够引起本体感觉/感觉运动的重新整合。肌电图研究（Seidenspinner & Kolster, 2015）显示，治疗后肌肉的反应速度加快。

这可以用来解释它的即时效应。筋膜加压带的拉力方向可以对关节的位置施加特定刺激。以由内向外的拉力方向缠绕筋膜加压带会使关节的活动部位产生轻微的横向位移（图7），导致关节间部分节段的分离。在一些情况下，筋膜加压带移动过程中可听到"咔嗒"声，这是关节松动的结果。

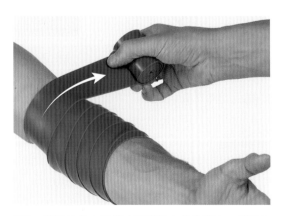

图7 在肱骨外上髁炎（网球肘）的治疗中，筋膜加压带由内到外逐渐加压缠绕，这可能会造成轻微的侧向牵拉效果

生化因素

缠绕筋膜加压带后在血液供应减少情况下运动的结果是使血液聚集在被缠绕的区域，从而导致肌肉疲劳的速度大大增加，血氧饱和度

和pH也会因此降低。此外，大量乳酸的快速堆积最终会导致生长激素释放增加（图8），肌细胞也会膨胀。这种效果与高强度力量训练后的效果相似。

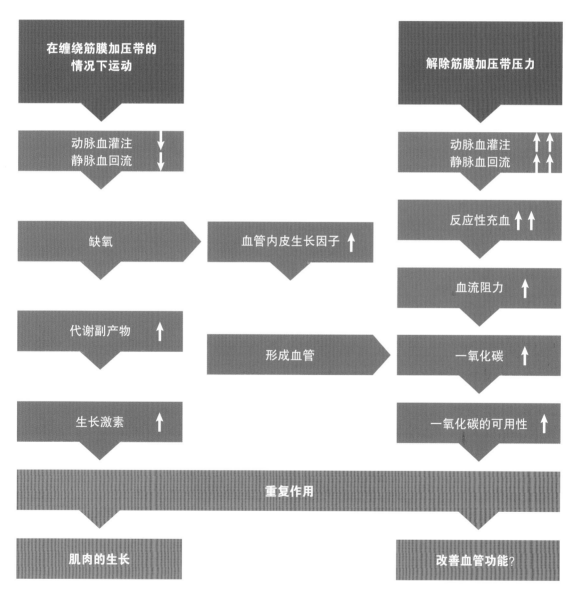

图8 训练的同时因加压而导致的血液瘀滞过程的流程图（？=目前还没有明确的证据表明相关的变化）

疼痛和内源性抑制

疼痛作为一种治疗作用机制，需要被重视。如果施加了疼痛的刺激，则会启动大脑、脊髓和神经纤维中一种被称为下行抑制的过程。阿片类药物的内源性释放和治疗刺激能阻断疼痛。简单来说，这一过程可以解释为人体自我修复能力的激活。如果治疗性刺激能够被更好地感知，经常被低估的安慰剂效应的产生功效也会更好。

作用机制总结如下

- 细胞层面的"海绵"或灌注效应
  - 筋膜加压带的压力挤压组织。
  - 由于突然充血而引起的饱和或"潮红"。
  - 压力引起淋巴回流。
- 组织层面
  - 剪切效应导致各组织结构的相对滑动，如皮肤、筋膜、肌肉、肌腱、关节囊、神经结构等。
  - 细胞外基质黏度降低。
- 减少关节积液，使得关节活动范围增加
- 直接影响本体感觉和感觉运动功能，在筋膜加压带加压时运动可以使本体感觉或感觉运动重新整合
- 强烈的治疗刺激减少疼痛
- 生化因素
  - 代谢情况的改变。

- 乳酸堆积。
- pH下降。

应用范围

通常，使用筋膜加压带治疗疼痛和四肢及躯干的活动受限：

- 肌肉疼痛。
- 韧带和关节的疼痛及活动受限。
- 肿胀。
- 局部刺痛。
- 术后瘢痕和粘连。
- 用于增肌（血流限制训练或闭塞训练）。
- 用于训练后的再生，对于肌肉酸痛。
- 也可能对偏瘫后的痉挛和疼痛的缓解有所帮助，或许可以借助被动运动。

筋膜加压带十分适用于下列情形：

- 肩部和上臂疼痛或受伤。
- 肩部术后。
- 肱骨外上髁炎（后文称"网球肘"）。
- 肱骨内上髁炎（后文称"高尔夫球肘"）。
- 手腕、手指关节、拇指掌指关节和第一腕掌关节疼痛。
- 腕管综合征。
- 手臂肿胀（急性）。
- 胸椎和肋骨问题（如呼吸时）。
- 腰椎及骶髂关节（SIJ）的疼痛和活动受限。
- 膝关节疼痛，包括髌腱、韧带和半月板疼痛。
- 下肢术后，尤其是膝关节术后。
- 小腿肌肉和跟腱的疼痛和炎症。
- 踝关节的疼痛和肿胀。

- 踝关节旋后损伤。
- 足跟骨刺、足底筋膜炎和拇外翻引起的疼痛，足趾关节疼痛。

禁忌证

在皮肤上使用筋膜加压带的条件是：皮肤没有开放性伤口或严重的皮肤过敏。如存在以下情况或限制，则不应使用筋膜加压带：

- 患处受伤和烧伤。
- 橡胶过敏，即便可在衣服上使用。
- 微生物感染引起的急性炎症。
- 血栓和急性静脉疾病。
- 动脉闭塞性疾病。
- 癌性肿瘤，因为有转移的危险。
- 拒绝治疗。
- 慢性心力衰竭，因为存在心脏负荷过大的风险。
- 痛风等慢性炎症性疾病或症状，如过热、发红、肿胀、疼痛、功能障碍。
- 使用抑制凝血的口服药物，如抗凝血剂和新型抗血小板药物。

相对禁忌证（谨慎使用）：
- 心理因素：患者因缠绕筋膜加压带而感到不愉快。

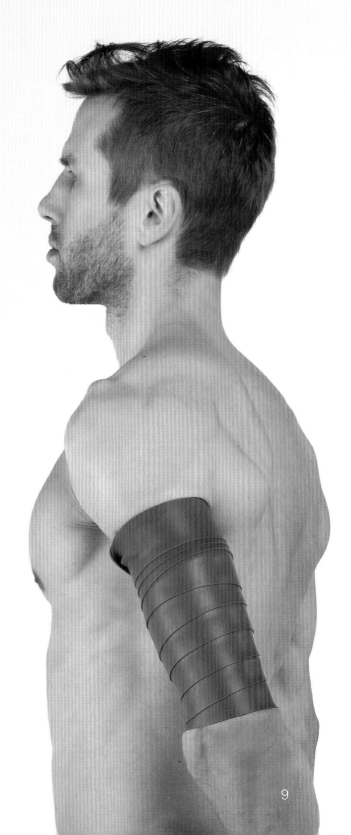

如何使用筋膜加压带

副作用

由于使用筋膜加压带有很强的刺激作用，可能存在一些副作用：

- 皮下瘀血：应该告知患者这一点，因为皮下瘀血应被视为一种身体损伤（图9）。
- 皮肤疼痛：可以使用"滑动"平抚技术进行治疗（图16，第13页）。
- 短期眩晕。
- 自主神经症状：循环功能不全，出汗增多。

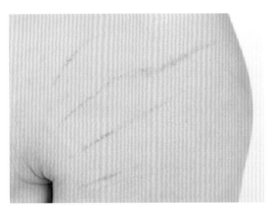

图9 在某些情况下，使用筋膜加压带治疗可能会产生皮下瘀血，这是无害的，但应在治疗前告知患者这一点

筋膜加压带的清洁/消毒和护理

为了保持卫生，建议每个患者都拥有自己的筋膜加压带，以便进行自我治疗。筋膜加压带使用时接触皮肤，使用后应在流水下清洗，然后擦干。也可以用常用的消毒剂对材料进行消毒。

筋膜加压带的实际应用

一般来说，筋膜加压带缠绕得非常紧。通常是在有疼痛但可以忍受的范围内进行治疗。治疗师和接受治疗的患者应该熟悉筋膜加压带的操作和治疗程序。如果在治疗过程中出现进行性的刺痛或非常剧烈的疼痛，必须立即拆除筋膜加压带。

患者须知

应告知患者治疗的意义和目的，以及潜在的副作用和现象，如皮下瘀血。告知的主要内容如下：

- 该治疗可以减少疼痛。
- 该治疗可以提高活动范围。
- 该治疗可以缓解粘连。
- 该治疗可以改善血液循环。
- 在治疗过程中的疼痛。
- 可能会出现皮下瘀血。
- 治疗可以随时停止。
- 筋膜加压带缠绕的下方不应出现剧烈疼痛。
- 患者必须将任何不适、疼痛和麻木告诉治疗师。

张力

若有针对性地利用拉力的方向和施加的张力来增加治疗效果，那么筋膜加压带的使用将会更有效。张力决定了压力的大小，也决定了治疗的刺激的强度。原则上，筋膜加压带在第1圈应以50%的张力缠绕，之后逐渐将施加的张力增加到60%～80%。应提前测试筋膜加压带的拉伸程度，以了解张力水平（图10）。

经验法则是：在问题部位进一步增加所施加的张力。对于肿胀，一般只用50%的张力和均匀的压力来治疗。

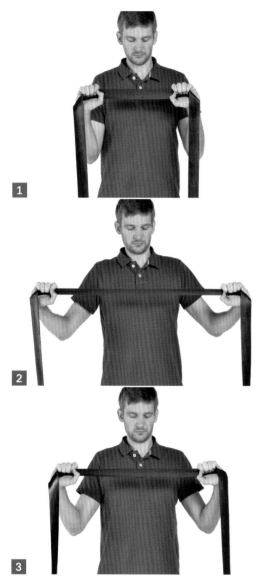

图10 1. 筋膜加压带处于常规位置，无拉力。2. 将筋膜加压带拉伸至最大长度，对应100%的张力。3. 此拉伸程度对应60%～80%的张力，相当于治疗强度

拉力方向和作用方向

　　筋膜加压带缠绕的方向决定了其作用力的方向。通常使筋膜加压带沿着身体向上缠绕（由远心端向近心端缠绕），以确保更好的治疗效果。原则上，每个转弯处筋膜加压带的重叠部分应达到50%（图11）。筋膜加压带的拉力的方向可以用来加强对关节的影响。

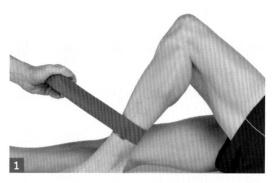
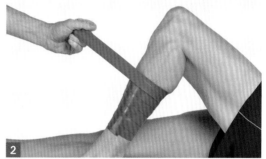

图11 1. 第一圈施加大约50%的张力。2. 随后将筋膜加压带张力增加到60%～80%继续向上螺旋缠绕，每一圈重叠上一圈的50%

筋膜加压带的缠绕及应用方法

- 以螺旋上升的方式缠绕
- 从50%的张力开始
- 包扎患处时，将施加的拉力增加到60%～80%
- 螺旋缠绕时，每一圈重叠上一圈的50%
- 在不同阻力水平下，尽最大可能完成动作
- 大约2 min后取下筋膜加压带

在哪里使用筋膜加压带

应用部位

　　筋膜加压带应用的类型和方法取决于症状。例如，如果用筋膜加压带治疗上臂肱二头肌的问题，则应增加前侧的拉力，即在受影响的区域。如果希望对关节施加较高的压力，则应缠绕住整个关节。相反，如果重点在于周围的肌肉，关节处则无须太大张力，加大关节上下的缠绕力度即可。有可能的话，也可以在症状最严重的部位增加筋膜加压带交叉缠绕的圈数（图12）。

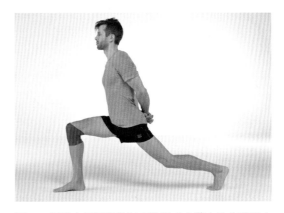

图13　运动应尽可能地以多种形式在整个动作范围内进行。弓步是功能性动作的例子之一

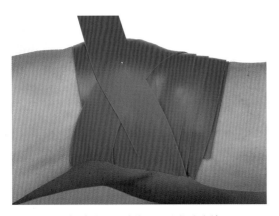

图12　应用额外的交叉缠绕可以强化治疗效果

运动

　　缠绕筋膜加压带后进行的运动是治疗中最重要的因素。这些动作应缓慢开始，但应快速扩大到被治疗区域的整个运动范围。治疗中进行的运动需要以患者之前所经历的存在疼痛的运动为指导。如果接受治疗的患者不能最大限度地完成动作，治疗师可以给予一些被动的帮助。影响多个关节的功能性运动是一个很好的选择，也可以通过对动作施加阻力来加强治疗效果。例如，如果疼痛只在力量训练中出现，那么无负重的筋膜加压带训练将无法产生改善效果，这时运动应像功能训练一样，使用更大的阻力进行训练（图13）。

检查血流量

　　在治疗过程中，可以通过手腕、脚背或踝关节内侧的脉搏来检查血流供应（图14）。

　　另一种检查血流的方法是用手指施加压力致测试区域皮肤变白，观察压力释放后测试区域是否重新变红（图15）。

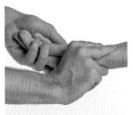 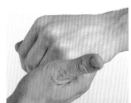

图14　通过感受腕部脉搏来检查血流供应　**图15**　用手指按压后，通过皮肤变红的测试来检查血流

筋膜加压带的影响因素

■ 拉力方向和施加张力

■ 应用部位

■ 应用筋膜加压带时进行的运动

应向患者提供哪些信息？

应告知患者预期的治疗效果和可能产生的副作用（如疼痛、皮下瘀血等）。同样重要的是，提醒患者若在治疗过程中出现任何疼痛或不适，应立即报告（另见第10页）。

筋膜加压带的使用频率

单次治疗中可以多次重复使用筋膜加压带。每次治疗后，应使治疗区域得到充分恢复。推荐在每次间歇中进行简单的运动、轻柔的抚摸和按摩及关节活动。间歇2~4 min后可以重复下一次，以获得更大改善。若未出现进一步改善，应停止治疗。患者的耐受性是应用频率的决定性因素。

每次治疗应间隔多久？

初次治疗后可能会出现肌肉酸痛/僵硬和皮下瘀血等表现，应给予患者充分的恢复时间。每次治疗的间隔时间应根据治疗后的症状确定，可以在第2天继续进行，或等待2~3天。若观察到改善，最好在再次出现恶化之前开始下一次治疗。若无改善，或问题恶化，应该停止治疗。

治疗后的不良反应

如果使用筋膜加压带治疗后出现皮肤刺激或短暂疼痛，可以使用简单的"滑动"平抚技术进行改善。用拇指和食指抓握之前被治疗的身体部位，用持续恒定的压力将肌肉"推开"（图16）。如有必要，重复该技术2~3次。

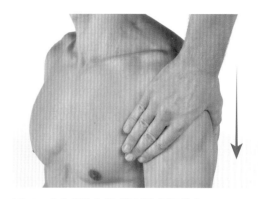

图16 在上臂处应用"滑动"平抚技术

需要进行多少次治疗？

这是一个很难回答的问题。基本上，症状的持续时间越长，所需的治疗时间就越长。从单次治疗到定期重复治疗均有可能，应在任何症状加重之前进行后续干预。就像医学上的许多治疗方式一样，筋膜加压带并不是灵丹妙药，也不会对所有问题都有效。

是否可以与其他治疗方法结合使用？

　　筋膜加压带的治疗效果可以通过其他运动来加强。功能训练、协调练习、拉伸或使用泡沫轴松解筋膜等特殊练习都有着良好的效果。如果灵活性得到了提高，则还需要规律地进行全关节范围的训练来维持治疗效果。此外，可以借助关节手法治疗技术增加其活动范围。

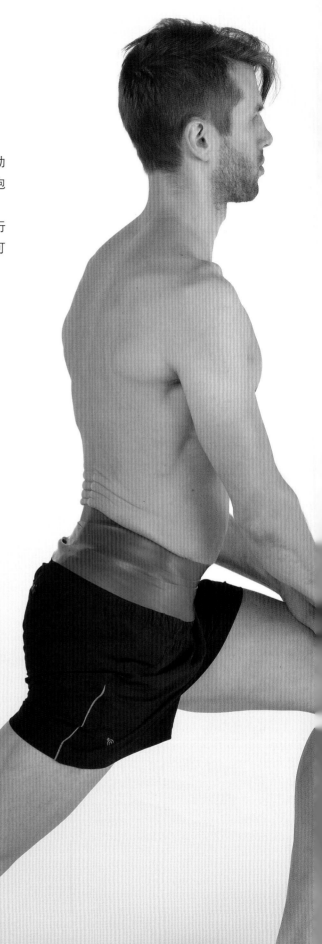

BFRT：血流限制训练

筋膜加压带用于力量训练

在改良的形式中，筋膜加压带可以专门用于力量训练。自20世纪90年代以来，各式各样的筋膜加压带被用于该类型的训练中，这种方法被称为血流限制训练（BFRT，BFR训练），也被称为血流阻断训练。

BFRT是指通过使用筋膜加压带来减少流向肌肉的血液流量的一种训练形式。由于使用了筋膜加压带，肌肉力竭的速度更快，随之而来的是其力量和生长的显著增加：当在低阻力运动的情况下，筋膜加压带减少了动脉血液供应。筋膜加压带对于肌肉的束缚会抑制静脉回流，而对动脉供应只有轻微的限制。这改变了肌肉的生化状态。除了乳酸的增加，还有pH的降低、氧气供应量的减低、肌肉细胞肿胀和生长激素的释放增加。低阻力BFRT的肌肉生长接近于高强度的大重量（最大力量的70%～80%）训练的肌肉生长。近年来，这种训练方法的良好效果得到了充分的研究和证明（Scott et al., 2015）。

由于训练是在低阻力的情况下进行的，这种训练方法特别适合那些由于健康原因不能或不愿进行负重训练的人，可以用于受伤或术后，或有关节炎者，以及老年人群（Abe et al., 2010; Ohta et al., 2003; Hylden et al., 2015）。即便是训练有素的运动员，也可以从BFRT与标准训练方法的结合中受益。除了用于力量训练，通过BFRT，还可以在步行和骑自行车等低强度的耐力运动中增强肌肉力量和生长（Abe et al., 2006, 2010）。

力量训练中筋膜加压带的缠绕方式

用筋膜加压带治疗疼痛和进行力量训练这两个领域都涉及使用筋膜加压带进行的动作。然而，它们之间也存在一些显著差异。

注意

尽管BFRT被认为是安全的，但在使用之前，应该与医生或治疗师了解相关的禁忌证（见第16页）。

- 在力量训练中，筋膜加压带用于减少血液供应，而非缠绕整块肌肉。在训练过程中应遵循Wilson等（2013）的研究建议，以避免在使用筋膜加压带进行训练和治疗时出现并发症。
- 只在目标肌肉的上方缠绕1条此宽度的筋膜加压带。因此，与使用筋膜加压带治疗疼痛的缠绕方法相比，用于力量训练的筋膜加压带在缠绕时应将压力施加在相对狭窄的区域，而不是缠绕整块肌肉（图18）。
- 施加的张力是均匀的。
- 筋膜加压带的压力强，但不应引起任何疼痛。对于实际操作指导，想象一个0～10的等级来评估筋膜加压带产生的压力。0表示完全没有压力，10表示非常强大的压力和明显的疼痛。感知到的压力的最佳评分约为7分，即能感受到明显的压力而不感到疼痛。在开始定期训练之前，应该反复熟悉各种压力水平。

BFRT的训练程序

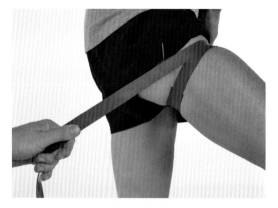

图18 大腿上部力量训练的筋膜加压带缠绕方式

禁忌证和副作用

BFRT，无论是独自使用还是在辅助下使用，都需要一定的本能感觉和经验积累。本文所建议的训练方案以现有的研究作为指导方针，是非常安全的。最常见的副作用是皮下瘀血、肌肉僵硬/酸痛和短暂麻木。

禁忌证包括：

- 妊娠。
- 血栓病史。
- 静脉曲张。
- 个人病史中的其他因素（见第9页）。

应该施加多大的阻力？

使用筋膜加压带训练时，应采用低阻力运动，低阻力应相当于最大阻力的20%（范围在15%~30%之间），即当肌肉没有被缠绕时，运动者应该能够重复上述运动50~70次。根据练习的不同，可以借助轻便的自由重量、低阻力的训练机或使用自身重量作为阻力（图19、图20）。根据研究结果，进行涉及多关节负荷的运动是最适合的。这样的训练也会增加躯干肌肉的力量（Yasuda et al., 2010）。

需要进行几组练习？

进行4~5组的低阻力练习，但每组只重复15~30次。第1组重复30次，第2~4组每组只重复15次。组间休息30~60 s。在整个运动过程中，缠绕的筋膜加压带应保持不动，直至完成最后1组后再取下。在刚开始训练时，可能在达到建议的重复次数之前就已经感到筋疲力尽了。

训练应该多久进行一次？

当处于康复训练阶段或存在健康问题时，每周2~3次训练即可。运动能力强的人除了平时的训练量外，还可以在他们日常的训练计划中加入2~4次的BFRT。

BFRT的基础知识概述

- 以均匀的张力将筋膜加压带缠绕至腹股沟或腋窝处
- 明显感觉到压力而无痛（在0~10的范围内，感受筋膜加压带压力为7）
- 进行4~5组低阻力练习
- 第1组重复30次，随后每组重复15次或直到开始疲劳（30–15–15–15–15）
- 组间休息30~60 s
- 筋膜加压带要在最后1组练习结束后才能取下
- 如果出现疼痛，应该停止训练

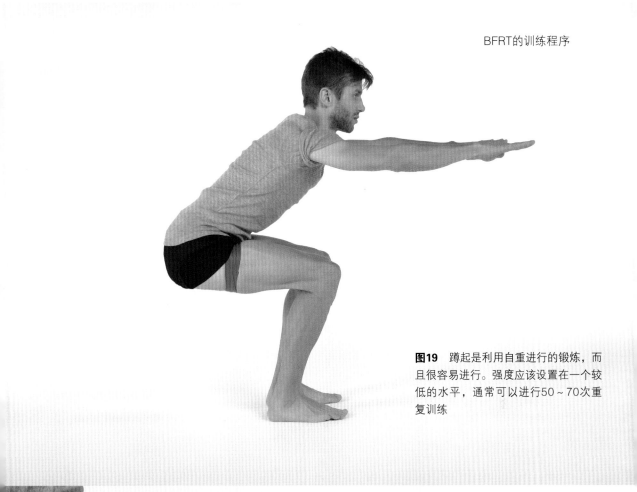

图19 蹲起是利用自重进行的锻炼，而且很容易进行。强度应该设置在一个较低的水平，通常可以进行50～70次重复训练

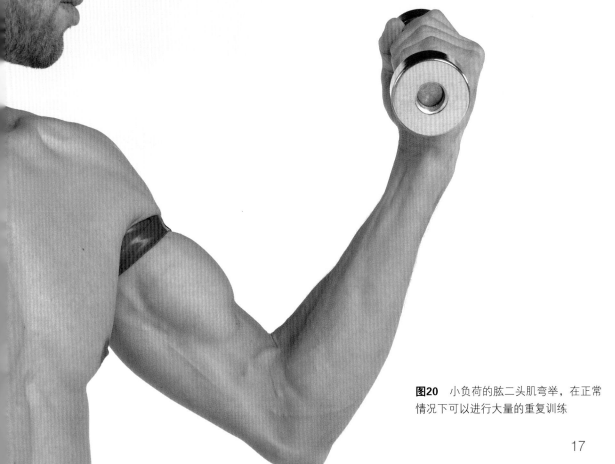

图20 小负荷的肱二头肌弯举，在正常情况下可以进行大量的重复训练

17

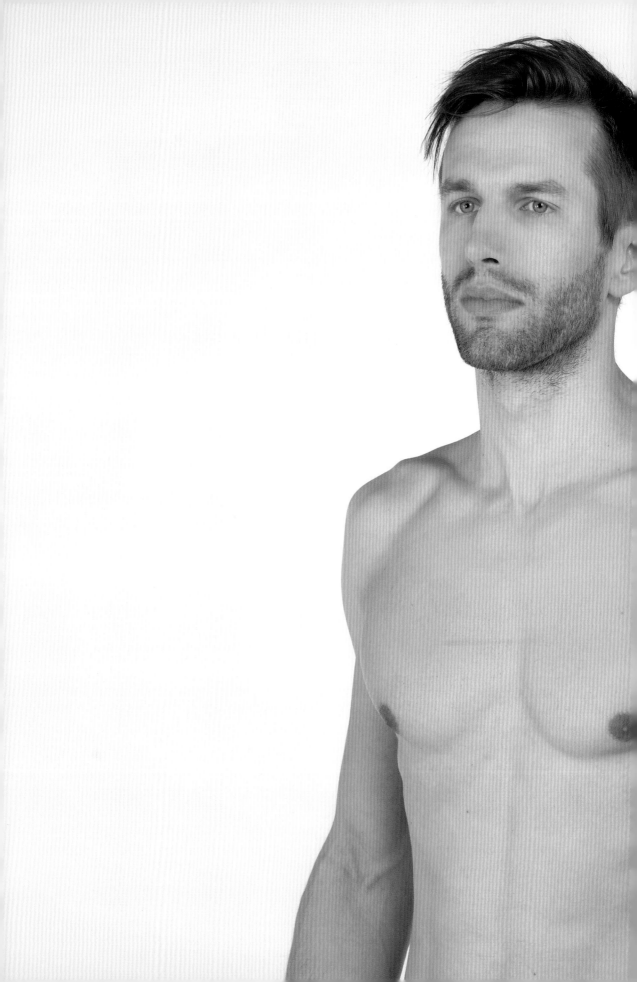

筋膜加压带治疗技术
——实践应用

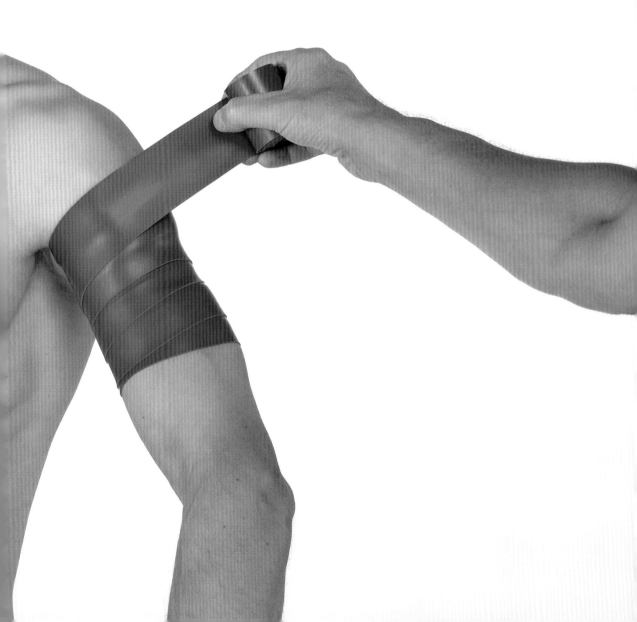

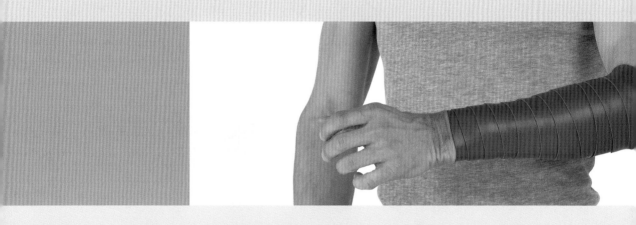

第一章：
筋膜加压带治疗上肢疼痛

肩锁关节·······················22

肩关节疼痛、肩关节僵硬、撞击综合征·····24

肱二头肌和肱二头肌长头肌腱·········26

上臂筋膜······················28

肘关节·······················30

网球肘·······················32

高尔夫球肘·····················34

前臂筋膜······················36

腕关节·······················38

手指关节、侧副韧带···············40

拇指关节······················42

上臂肿胀······················44

肩锁关节

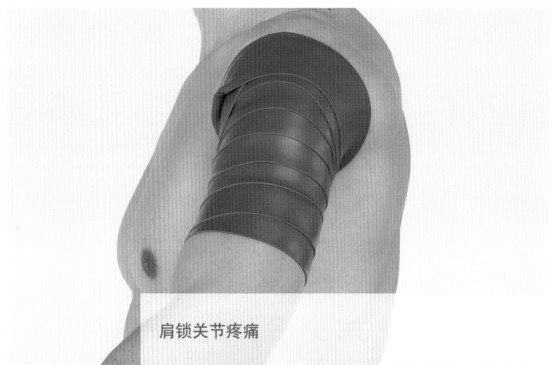

肩锁关节疼痛

　　肩锁关节（AC关节）是锁骨和肩胛骨之间的联结。任何手臂的运动均会伴随肩锁关节的运动，若每当进行大范围的上肢运动时都存在疼痛，那么可能意味着肩锁关节损伤。该关节的损伤通常会涉及关节周围韧带的拉伤。损伤通常发生于摔倒后肩关节直接着地时，也可能继发于肩胛带的严重拉伤（如体操运动员倒立时肩胛带的拉伤）。

筋膜加压带的缠绕 ⋯⟩ 以下是具体步骤

疼痛的动作

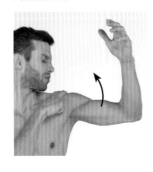

1 患者上肢外展，并向侧方或前方伸展手臂，将手掌支撑在治疗床上。从上臂上部开始，以50%的张力缠绕第1圈。

2 继续向上螺旋缠绕筋膜加压带，每一圈重叠上一圈的50%，施加60%～80%的张力，尤其是在上臂外侧和肩锁关节处。

3 使用相同的技术，将筋膜加压带尽可能向上缠绕至肩关节上方，并将其在此处固定。

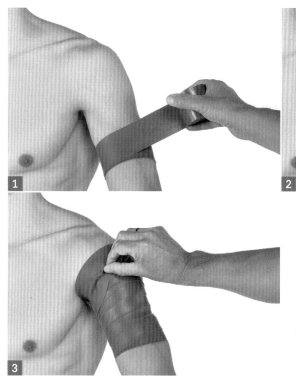

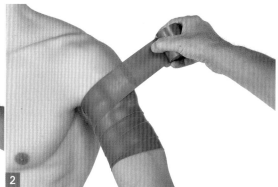

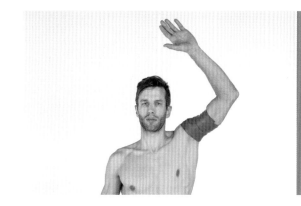

材料： 筋膜加压带

长度： 2.06 m

宽度： 5 cm

张力： 肩关节外侧/顶部60%～80%，
内侧50%

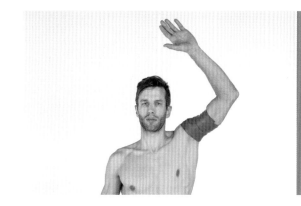

主动运动

　　肩胛带和手臂共同参与运动，尽可能向各个方向完成全范围的动作，特别是肩关节的外旋。也可以利用肩滑轮训练器或Thera Band®来完成此训练。

建议> 第一次在上臂应用筋膜加压带治疗时应略微降低筋膜加压带的张力（最大60%），因为治疗后可能会出现短暂的疼痛和/或麻木。同时，应避免对肩关节产生直接的挤压和拉伸负荷（如患侧卧位休息、抬起/搬运重物等）。

肩关节疼痛、肩关节僵硬、撞击综合征

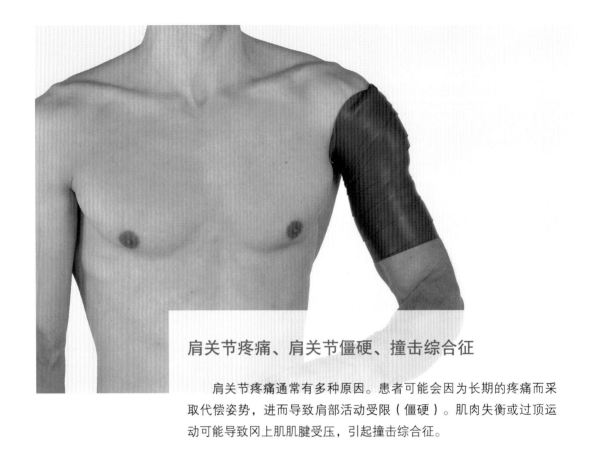

肩关节疼痛、肩关节僵硬、撞击综合征

肩关节疼痛通常有多种原因。患者可能会因为长期的疼痛而采取代偿姿势，进而导致肩部活动受限（僵硬）。肌肉失衡或过顶运动可能导致冈上肌肌腱受压，引起撞击综合征。

筋膜加压带的缠绕 ⟶ 以下是具体步骤

1 患者上肢外展，并向侧方或前方伸展手臂，将手掌支撑在治疗床上。从上臂上部开始，以50%的张力缠绕第1圈。

2 继续向上螺旋缠绕筋膜加压带，每一圈重叠上一圈的50%。肩关节和肩峰处应施加60%～80%的张力，肩关节后方应施加50%的张力。

3 使用相同的技术，将筋膜加压带尽可能向上缠绕至肩关节上方，并将其在此处固定。

疼痛的动作

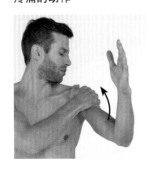

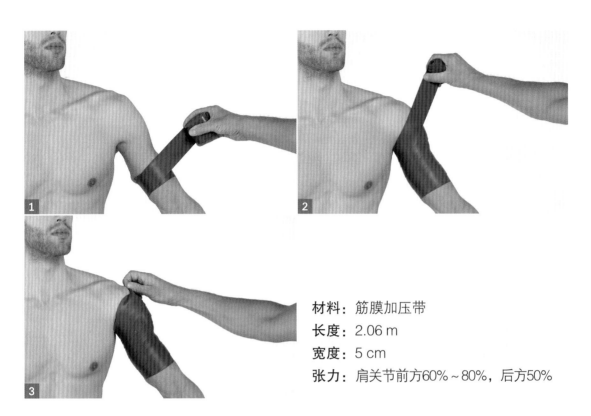

材料：筋膜加压带
长度：2.06 m
宽度：5 cm
张力：肩关节前方60%～80%，后方50%

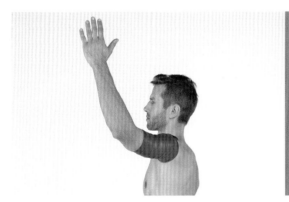

主动运动

　　上肢尽可能向各个方向完成全范围的运动，特别是肩关节的外旋。也可以利用肩滑轮训练器或Thera Band®来完成此训练。此外，可以通过治疗台上做俯卧撑运动来强化训练。

建议 >　　第1次在上臂应用筋膜加压带治疗时应略微降低筋膜加压带的张力（最大60%），因为治疗后可能会出现短暂的疼痛和/或麻木。如果存在肩部肌腱疼痛，应避免进行力量训练以及频繁地抬起/搬运重物。

肱二头肌和肱二头肌长头肌腱

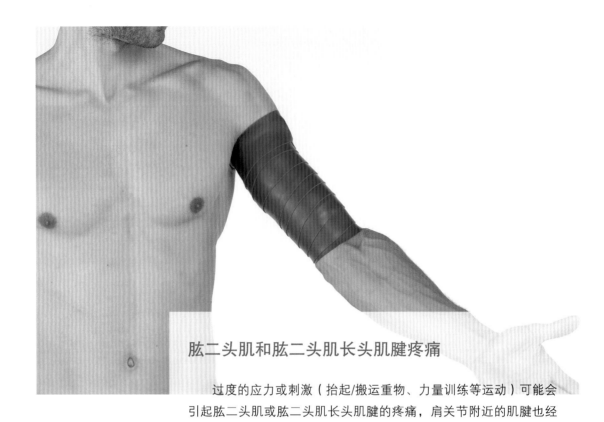

肱二头肌和肱二头肌长头肌腱疼痛

过度的应力或刺激（抬起/搬运重物、力量训练等运动）可能会引起肱二头肌或肱二头肌长头肌腱的疼痛，肩关节附近的肌腱也经常存在疼痛。

筋膜加压带的缠绕 ⟶ 以下是具体步骤

1 患者的肘关节伸展，手掌支撑在治疗床上。从上臂下部开始，以50%的张力缠绕第1圈。

2 继续向上螺旋缠绕筋膜加压带，每一圈重叠上一圈的50%。肱二头肌和肱二头肌长头肌腱处应施加60%～80%的张力，上臂后方应施加50%的张力。

3 使用相同的技术，将筋膜加压带向上缠绕至肩部，并将其固定在靠近肩关节的位置。

疼痛的动作

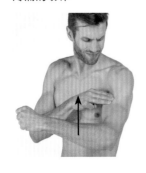

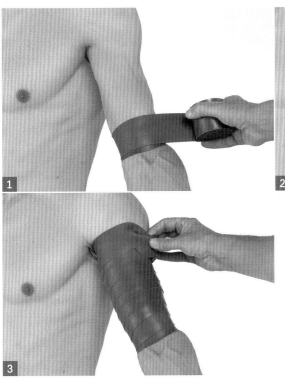

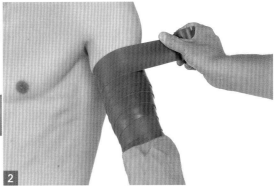

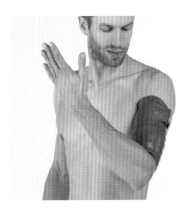

材料：筋膜加压带

长度：2.06 m

宽度：5 cm

张力：上臂前方60%~80%，后方50%

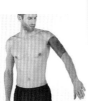

主动运动

　　最大限度地完成肘关节的屈曲、伸展，前臂的旋前、旋后。之后，进行上肢的大范围地向前和向后的运动。此外，可以通过肱二头肌弯举或俯卧撑运动来强化训练。

建议 > 　第1次在上臂应用筋膜加压带治疗时应略微降低筋膜加压带的张力（最大60%），因为治疗后可能会出现短暂的疼痛和/或麻木。如果存在肩部肌腱疼痛，应避免进行力量训练以及频繁地抬起/搬运重物。

上臂筋膜

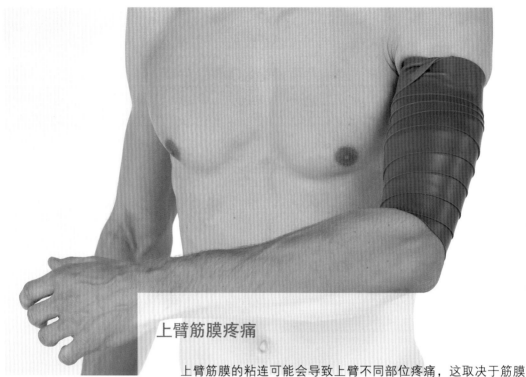

上臂筋膜疼痛

    上臂筋膜的粘连可能会导致上臂不同部位疼痛，这取决于筋膜的哪个位置受到了影响，也同时决定了使用筋膜加压带的技术方法。

筋膜加压带的缠绕 ⋯⋯> 以下是具体步骤

1 患者的肘关节伸展，手掌支撑在治疗床上。从上臂下部开始，以50%的张力缠绕第1圈。

2 向上螺旋缠绕筋膜加压带，每一圈重叠上一圈的50%。在存在粘连和疼痛的筋膜处施加60%～80%的张力，上臂另一侧施加50%的张力。

3 使用相同的技术，将筋膜加压带向上缠绕至肩部，并将其固定在靠近肩关节的位置。

运动时疼痛的部位

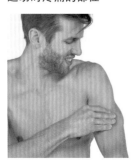

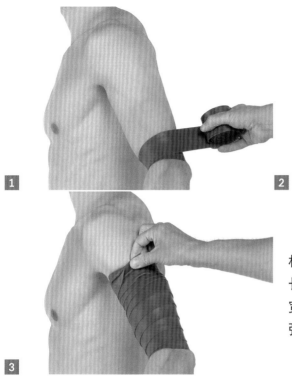

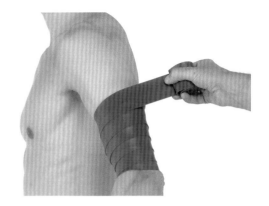

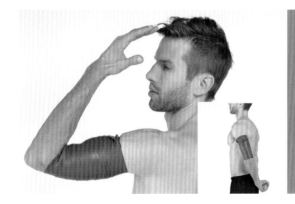

材料：筋膜加压带

长度：2.06 m

宽度：5 cm

张力：疼痛区域60%~80%，另一侧
50%

主动运动

最大限度地完成肘关节的屈曲、伸展、前臂的旋前、旋后。之后，进行上肢的大范围地向前和向后的运动。

建议> 使用轻微、柔和的力量进行肩、肘关节平稳、匀速的运动（如游泳），可以帮助松解粘连。

肘关节

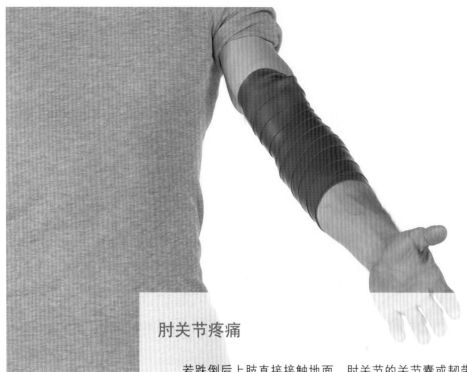

肘关节疼痛

若跌倒后上肢直接接触地面，肘关节的关节囊或韧带可能会受压或被过度拉伸，引起肘关节疼痛。肘部的退行性关节炎或对韧带的激惹也会引起疼痛。

筋膜加压带的缠绕 ⤵ 以下是具体步骤

1 患者肘关节伸直，从前臂上部开始，以50%的张力缠绕第1圈。

2 向上螺旋缠绕筋膜加压带，每一圈重叠上一圈的50%。应在肘部弯曲处或疼痛的韧带上施加60%～80%的张力（取决于疼痛的主要位置），在手臂的另一侧施加50%的张力。

3 使用相同的技术，将筋膜加压带向上缠绕至上臂中部，并将其在此处固定。

运动时疼痛的部位

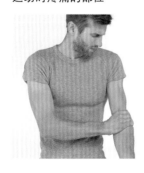

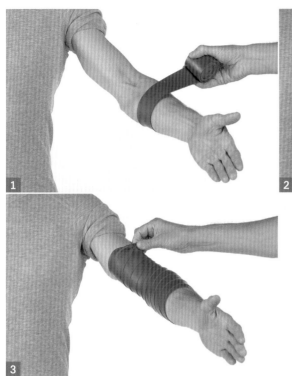

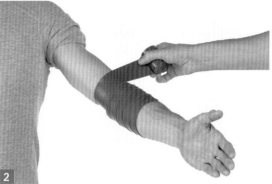

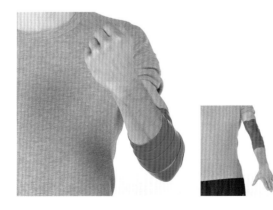

材料： 筋膜加压带

长度： 2.06 m

宽度： 5 cm

张力： 疼痛区域60%～80%，另一侧
50%

主动运动

最大限度地完成肘关节的屈曲、伸展、
前臂的旋前、旋后。之后可以利用治疗台、
桌子或靠墙做半程俯卧撑。

建议> 如果存在肘关节副韧带疼痛，应在疼
痛区域施加60%～80%张力，或将筋膜加压
带交叉缠绕在疼痛区域。

网球肘

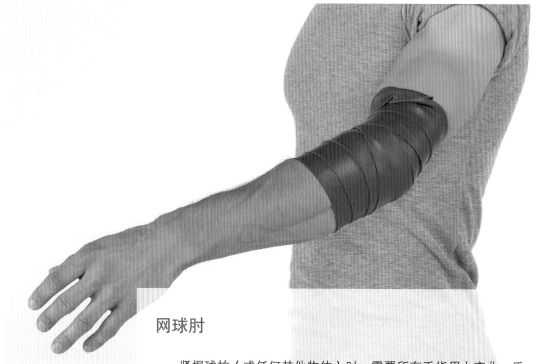

网球肘

　　紧握球拍（或任何其他物体）时，需要所有手指用力弯曲，手腕轻微伸展，导致伸腕肌群紧张、疼痛。这些肌肉位于前臂外侧，而它们的肌腱起自肘关节外侧。一般来说，最严重的疼痛也发生在这个区域。

筋膜加压带的缠绕 ⋯⋯⟶ 以下是具体步骤

1 患者肘关节伸直，从前臂上部开始，以50%的张力缠绕第1圈。

2 向上螺旋缠绕筋膜加压带，每一圈重叠上一圈的50%。应在肘关节外侧施加60%～80%的张力，在肘关节内侧施加50%的张力。

运动时疼痛的部位

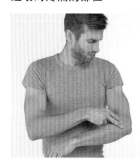

3 使用相同的技术，将筋膜加压带向上缠绕至上臂中部。如果需要，还可以再次在疼痛区域上方交叉缠绕筋膜加压带（步骤2，小图）。最后，将其固定于上臂处。

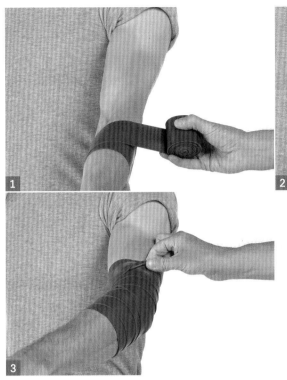

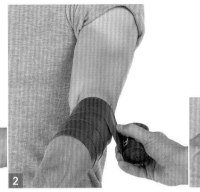

材料： 筋膜加压带

长度： 2.06 m

宽度： 5 cm

张力： 肘关节外侧60%～80%，内侧
50%

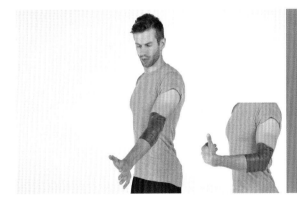

主动运动

　　用力握拳，再最大限度地伸展手指。然
后，最大限度地屈曲手腕，并缓慢放松地伸
展。最后，完成肘关节的屈曲、伸展，前臂
的旋前、旋后。

建议> 　为了放松肌肉，应最大范围地活动腕
关节，但避免在疼痛区域用力过猛。热刺激
（温水浴、桑拿等）可以增加血液流动，有
助于损伤组织再生。

高尔夫球肘

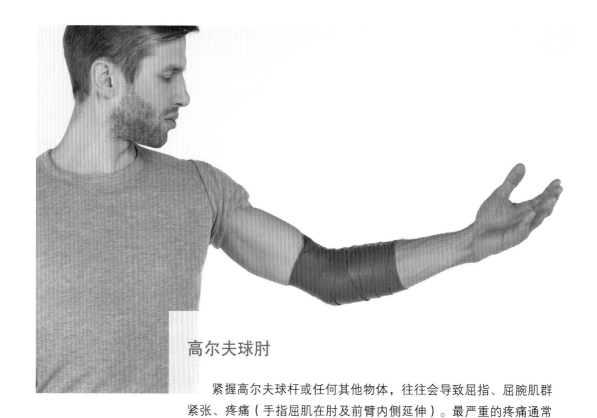

高尔夫球肘

　　紧握高尔夫球杆或任何其他物体，往往会导致屈指、屈腕肌群紧张、疼痛（手指屈肌在肘及前臂内侧延伸）。最严重的疼痛通常发生在肘部内侧。

筋膜加压带的缠绕 ⋯⋯> 以下是具体步骤

1 患者肘关节伸直，从前臂上部开始，以50%的张力缠绕第1圈。

2 向上螺旋缠绕筋膜加压带，每一圈重叠上一圈的50%。应在肘关节内侧施加60%～80%的张力，在肘关节外侧施加50%的张力。

运动时疼痛的部位

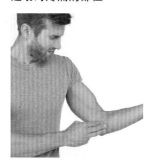

3 使用相同的技术，将筋膜加压带向上缠绕至上臂中部。如果需要，还可以再次在疼痛区域上方交叉缠绕筋膜加压带（步骤2，小图）。最后，将其固定于上臂处。

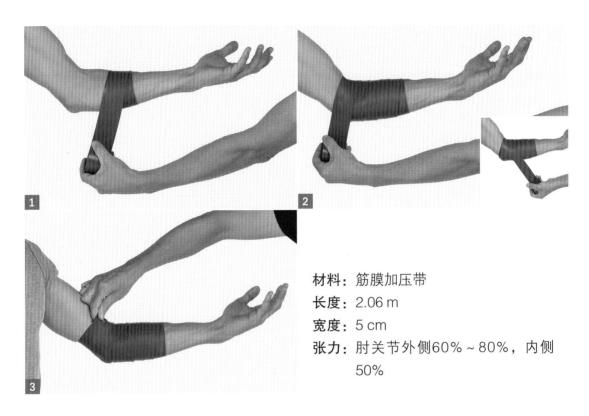

材料：筋膜加压带

长度：2.06 m

宽度：5 cm

张力：肘关节外侧60% ~ 80%，内侧
50%

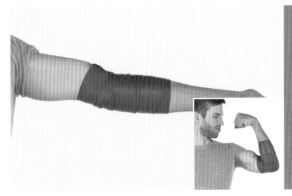

主动运动

　　用力握拳，再最大限度地伸展手指。然
后，最大限度地屈曲手腕，并缓慢放松地伸
展。最后，完成肘关节的屈曲、伸展，前臂
的旋前、旋后。

建议>　进行力量训练等运动时，如紧握重物
或其他物体，会导致受影响的肌肉受到进一
步的刺激，因此应该避免进行此类运动。

前臂筋膜

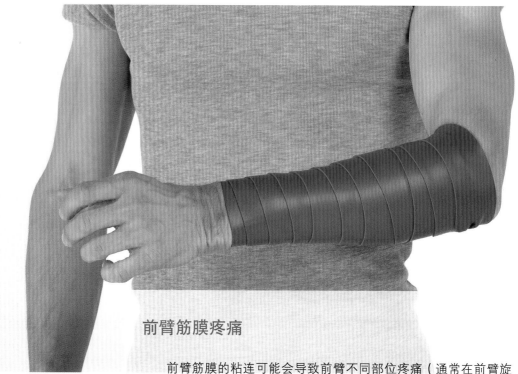

前臂筋膜疼痛

前臂筋膜的粘连可能会导致前臂不同部位疼痛（通常在前臂旋后和旋前时疼痛），这取决于筋膜的哪个位置受到了影响，也同时决定了使用筋膜加压带的技术方法。

筋膜加压带的缠绕 ⤍ 以下是具体步骤

1 患者的肘关节轻微伸展，从前臂下部开始，以50%的张力缠绕第1圈。

2 向上螺旋缠绕筋膜加压带，每一圈重叠上一圈的50%。应在存在粘连和疼痛的筋膜区域施加60% ~ 80%的张力，在前臂的另一侧施加50%的张力。

3 使用相同的技术，将筋膜加压带向上缠绕至肘关节，并将其在此处固定。

运动时疼痛的部位

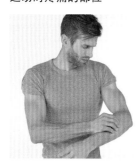

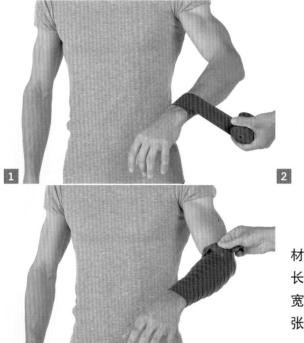

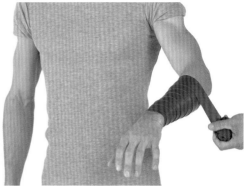

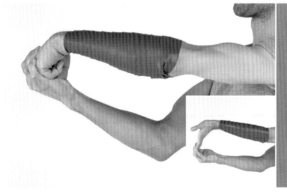

材料： 筋膜加压带

长度： 2.06 m

宽度： 5 cm

张力： 疼痛区域60%～80%，另一侧
50%

主动运动

　　最大限度地屈曲手指和腕关节。之后，
再最大限度地伸展手指和腕关节。最后，最
大限度地进行前臂的旋前、旋后运动。

建议> 如果存在前臂和手部肌肉的疼痛，
应避免进行力量训练以及频繁地抬起/搬运重
物。

腕关节

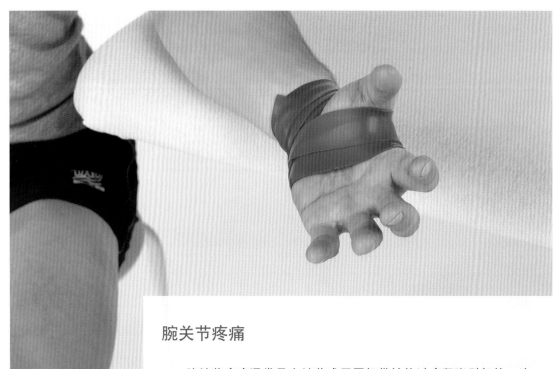

腕关节疼痛

　　腕关节疼痛通常是由关节或周围韧带结构过度紧张引起的。这种结构过度紧张和疼痛的常见原因包括摔倒时手直接撑地（伸出支撑）或导致手腕急剧向后屈曲的作用力。

筋膜加压带的缠绕 ⋯⋯⋗ 以下是具体步骤

1 患者的肘部支撑在治疗床上。手腕轻微背屈，从掌骨周围开始，以50%的张力缠绕第1圈。

2 将筋膜加压带呈"8"字形缠绕，先缠绕手腕，再缠绕手。在手和腕关节周围继续以"8"字形缠绕，缠绕每一圈时应略微重叠。腕关节疼痛侧应施加60%～80%的张力，另一侧和手部应施加50%的张力。

3 使用相同的技术，缠绕全部筋膜加压带，并将其固定到位。

运动时疼痛的部位

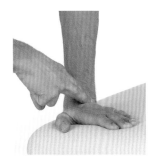

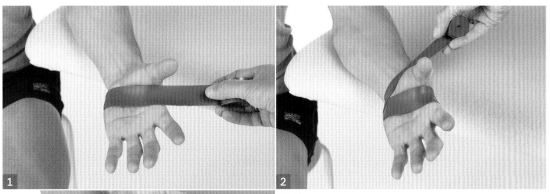

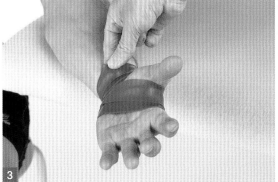

材料： 筋膜加压带

长度： 1.03 m

宽度： 2.5 cm

张力： 疼痛区域60%~80%，另一侧及
手部50%

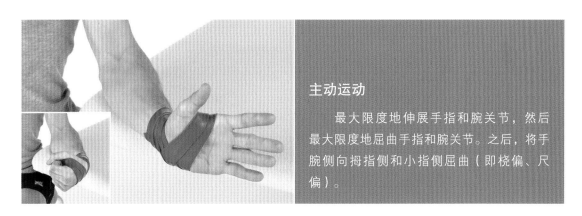

主动运动

　　最大限度地伸展手指和腕关节，然后最大限度地屈曲手指和腕关节。之后，将手腕侧向拇指侧和小指侧屈曲（即桡偏、尺偏）。

建议> 如果出现手指麻木的情况，则说明前臂上缠绕的筋膜加压带过紧。如果腕关节稳定性不足，可能会在持拍类运动和力量训练中出现腕关节疼痛。

手指关节、侧副韧带

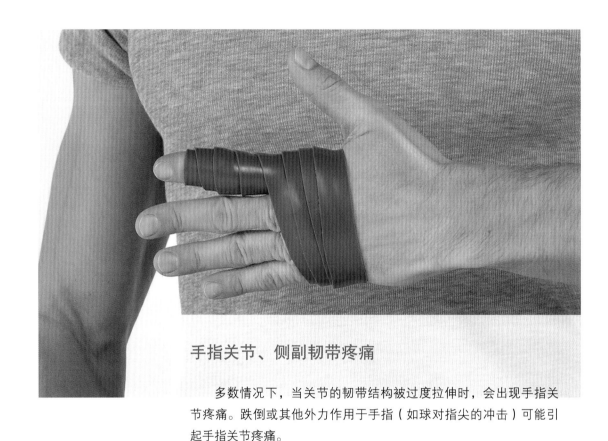

手指关节、侧副韧带疼痛

多数情况下，当关节的韧带结构被过度拉伸时，会出现手指关节疼痛。跌倒或其他外力作用于手指（如球对指尖的冲击）可能引起手指关节疼痛。

筋膜加压带的缠绕 ⋯⋯> 以下是具体步骤

1 患者五指分开，伸直受影响的手指，从指尖开始，以50%的张力缠绕第1圈。

2 向上螺旋缠绕筋膜加压带，每一圈重叠上一圈的50%。受影响的侧副韧带区域应施加60%～80%的张力，手指另一侧应施加50%的张力。

3 使用相同的技术，将筋膜加压带向上缠绕至手掌，最后1圈应该缠绕在掌骨周围并将其在此处固定。

运动时疼痛的部位

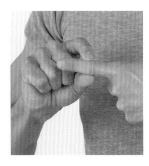

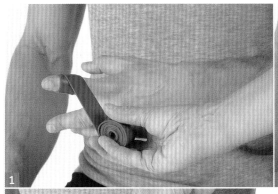
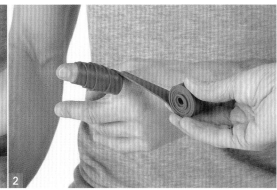

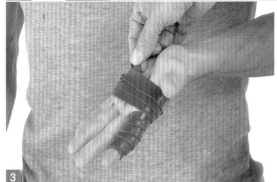

材料：筋膜加压带

长度：1.03 m

宽度：2.5 cm

张力：疼痛区域60%~80%，另一侧及手部50%

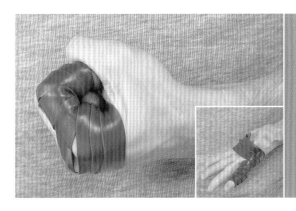

主动运动

　　最大限度地屈曲和伸展受影响的手指。也可以选择抓住1个海绵橡胶球（或类似的物体），握紧后再松开。

建议> 　手指受伤后通常非常疼痛。不要过早恢复体育活动！同时应避免参加可能会正面撞击手指的运动（如排球、篮球、手球等）。

拇指关节

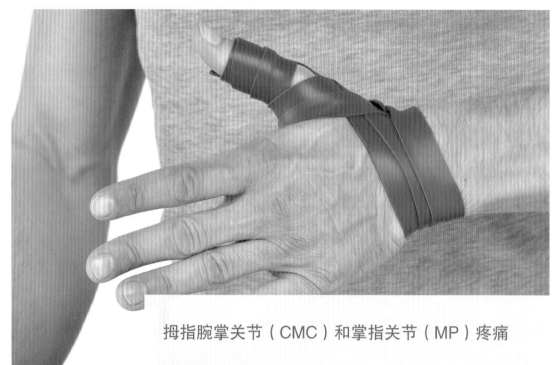

拇指腕掌关节（CMC）和掌指关节（MP）疼痛

多数情况下，当关节韧带结构被过度拉伸时，会出现拇指疼痛。摔倒时拇指撑地或其他外力作用于拇指［如滑雪过程中摔倒时拇指被迫外展而损伤（滑雪者拇指），或球撞击拇指尖端］可能引起拇指疼痛。

筋膜加压带的缠绕 ⋯⋯> 以下是具体步骤

1 患者五指分开，伸直拇指，从拇指处开始，以50%的张力缠绕第1圈。

运动时疼痛的部位

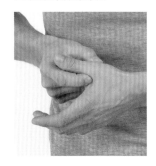

2 将筋膜加压带呈"8"字形缠绕于受影响的关节和手腕处。受影响关节区域应施加60%～80%的张力，其他部位应施加50%的张力。

3 继续在拇指和腕关节处以"8"字形缠绕，最后1圈应该缠绕在手腕处并将其在此处固定。

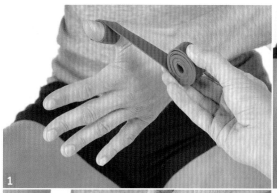
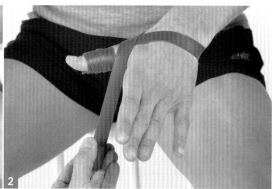
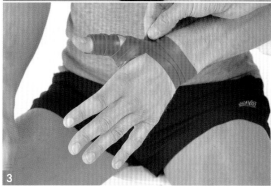

材料：筋膜加压带

长度：1.03 m

宽度：2.5 cm

张力：疼痛区域60%~80%，另一侧及
手部50%

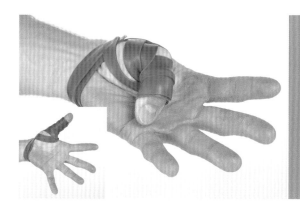

主动运动

最大限度地屈曲和伸展拇指。之后，拇
指与另外四指分别完成对指运动。最后，屈
曲和伸展腕关节。

建议> 应避免进行可能会正面撞击手指的运
动（如排球、篮球、手球）。如果外力作用
于拇指后导致剧烈的疼痛，则请咨询医生以
排除骨折的可能性。

上臂肿胀

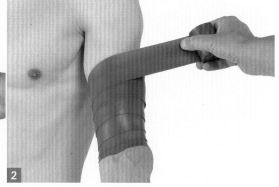

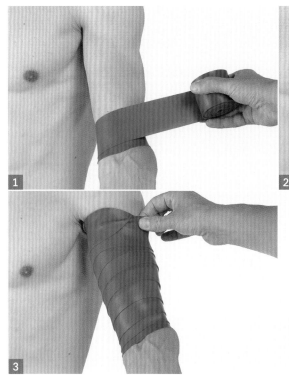

材料：筋膜加压带
长度：2.06 m
宽度：5 cm
张力：在全部区域以50%的张力缠绕

上臂肿胀

　　上臂肿胀经常发生在肩部和上臂受伤后，也可能发生在女性乳房手术后。出现肿胀，则表明组织液不能尽快排出。

筋膜加压带的缠绕
⟶ 以下是具体步骤

1 患者的手臂伸直，手掌支撑在治疗床上。从上臂肿胀处下方开始，以50%的张力缠绕第1圈。

2 向上螺旋缠绕筋膜加压带，每一圈重叠上一圈的50%。应在整个肿胀区域施加50%的张力。

3 使用相同的技术，将筋膜加压带缠绕于整个肿胀区域，朝向肩部近端缠绕，并将其固定。

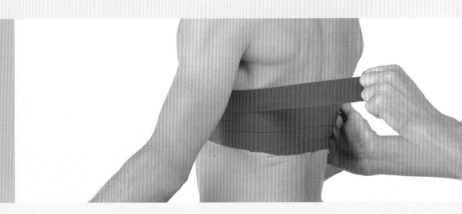

第二章：
筋膜加压带治疗腹部与背部疼痛

胸椎……………………………………………… 46

肋骨（呼吸时）……………………………………… 48

腰椎……………………………………………… 50

骶髂关节与耻骨联合………………………………… 52

胸椎

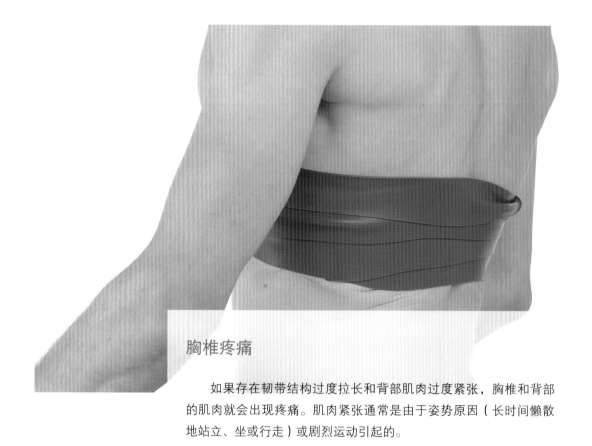

胸椎疼痛

如果存在韧带结构过度拉长和背部肌肉过度紧张，胸椎和背部的肌肉就会出现疼痛。肌肉紧张通常是由于姿势原因（长时间懒散地站立、坐或行走）或剧烈运动引起的。

筋膜加压带的缠绕 ⟶ 以下是具体步骤

1 患者坐在治疗床上，应保持尽量坐直。从胸部疼痛最明显部位的下方开始，以50%的张力缠绕第1圈。

2 继续向上螺旋缠绕筋膜加压带，每一圈重叠上一圈的50%。胸椎最疼痛部位处应施加60%~80%的张力，胸腔前侧应施加50%的张力。

3 使用相同的技术，缠绕全部筋膜加压带，并将其固定。

疼痛的动作

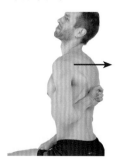

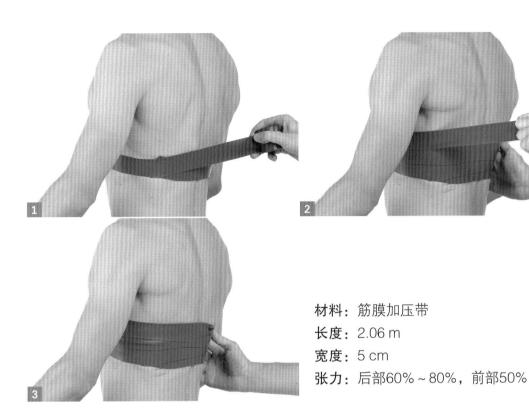

材料： 筋膜加压带

长度： 2.06 m

宽度： 5 cm

张力： 后部60%～80%，前部50%

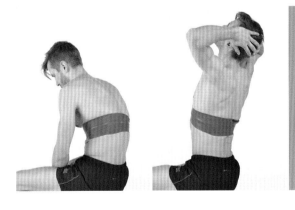

主动运动

①尽可能全范围地弯曲和伸展胸椎。

②左右旋转躯干，并向两侧进行侧屈。另外，在运动过程中可以配合深呼吸，还可以适当增加手臂的运动。

建议> 特别建议当胸椎疼痛时可进行散步或游泳等运动，这些运动有助于患者挺直身体并整体地运动和伸展脊柱。

肋骨（呼吸时）

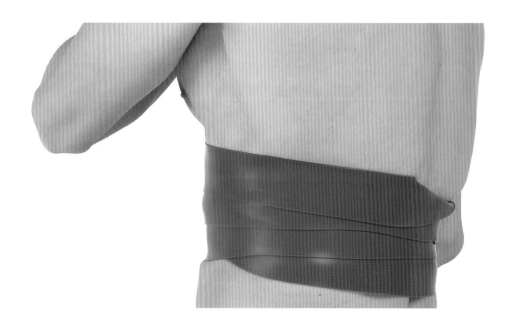

肋骨（呼吸时）疼痛

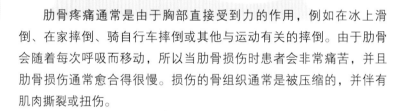

肋骨疼痛通常是由于胸部直接受到力的作用，例如在冰上滑倒、在家摔倒、骑自行车摔倒或其他与运动有关的摔倒。由于肋骨会随着每次呼吸而移动，所以当肋骨损伤时患者会非常痛苦，并且肋骨损伤通常愈合得很慢。损伤的骨组织通常是被压缩的，并伴有肌肉撕裂或扭伤。

筋膜加压带的缠绕 ⋯⋯⋯> 以下是具体步骤

1 患者尽量坐直或站直。从胸部疼痛最明显部位的下方开始，以50%的张力缠绕第1圈。

2 继续向上螺旋缠绕筋膜加压带，每一圈重叠上一圈的50%。胸部最疼痛部位应施加60%～80%的张力，另一侧胸腔应施加50%的张力。

3 使用相同的技术，缠绕全部筋膜加压带，并将其固定。

运动时疼痛的部位

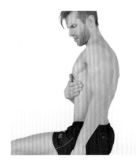

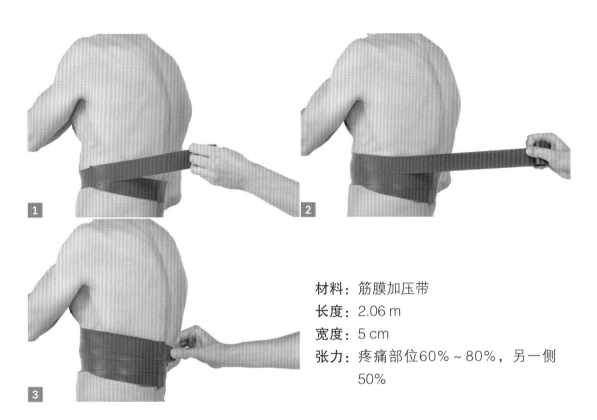

材料：筋膜加压带

长度：2.06 m

宽度：5 cm

张力：疼痛部位60%~80%，另一侧
　　　50%

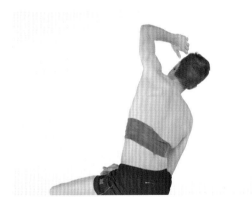

主动运动

　　患者采取坐位或站立位，保持身体挺
直，将患侧的手臂伸过头顶，向对侧侧屈，
同时配合深呼吸。此外，应该屈曲和伸展整
个脊柱，并将其向两侧旋转。

建议>　避免出现代偿或长时间不活动，因为
肺部需要良好的通气，以防止肺部疾病（肺
炎等）。如果这种缠绕方法对患者来说过于
疼痛，也可以用较小的张力来缠绕。

腰椎

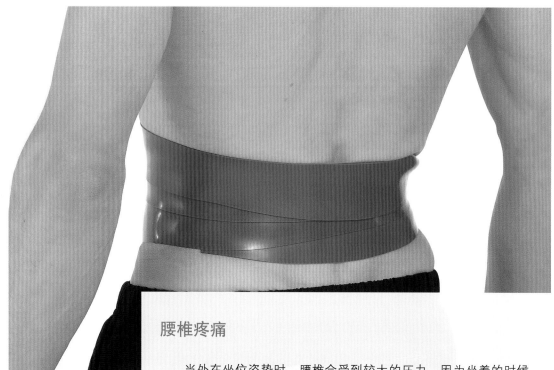

腰椎疼痛

当处在坐位姿势时，腰椎会受到较大的压力，因为坐着的时候会有含胸驼背的倾向，导致韧带和椎间盘紧张，背部肌肉也会试图抵消这种压力而变得紧张。当然，剧烈运动也会引起腰椎和背部肌肉疼痛。

筋膜加压带的缠绕 ⤑ 以下是具体步骤

1 患者尽量坐直或站直。从背部或腹部疼痛区域的下方开始，以50%的张力缠绕第1圈。

运动时疼痛的部位

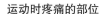

2 继续向上螺旋缠绕筋膜加压带，每一圈重叠上一圈的50%。腰椎疼痛最显著的部位应施加60%～80%的张力，另一侧（腹部）应施加50%的张力。

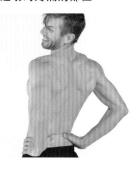

3 使用相同的技术，缠绕全部筋膜加压带，并将其固定。

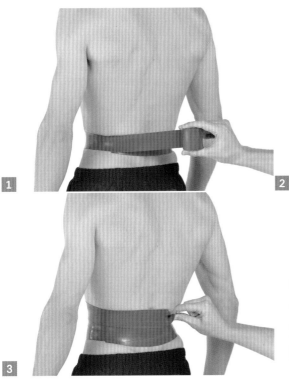

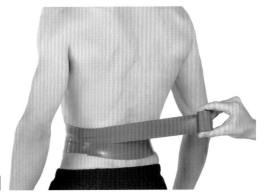

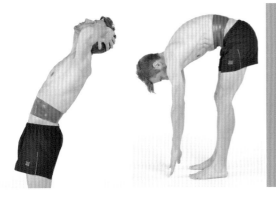

材料：筋膜加压带
长度：2.06 m
宽度：5 cm
张力：后方60%~80%，前方50%

主动运动

　　站直身体，躯干向前向下屈曲，指尖尽量靠近地面，同时可以增加旋转（扭转）和侧屈运动。此外，脊柱运动过程中可以与手臂和腿部的伸展相结合，例如，在前屈过程中可以将肘部靠近对侧的膝盖。

建议>　如果疼痛扩散，发展为麻木或麻痹，应咨询医生检查是否存在椎间盘突出。

骶髂关节与耻骨联合

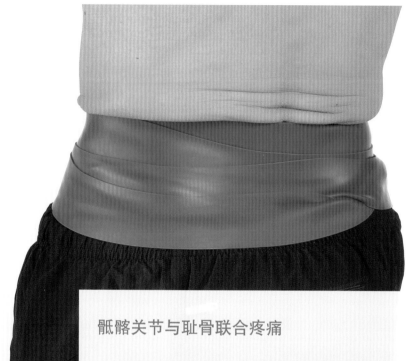

骶髂关节与耻骨联合疼痛

骶髂关节与耻骨联合的韧带起到稳定骨盆的作用。在剧烈的体力消耗或长时间的懒散姿势后，这些韧带结构可能会受到刺激。摔倒时臀部着地或激素水平变化（如妊娠）也会导致韧带损伤或松弛，这些都可能是引起骶髂关节疼痛的因素。

筋膜加压带的缠绕 ⟶ 以下是具体步骤

1 患者应尽量坐直和站直。从髂骨翼和髂嵴下方开始，以50%的张力缠绕第1圈。

2 继续向下沿着骨盆螺旋缠绕筋膜加压带，每一圈重叠上一圈的50%。根据疼痛的部位，在骶髂部位（或耻骨联合）施加60% ~ 80%的张力，另一侧则施加50%的张力。

3 使用相同的技术，缠绕全部筋膜加压带，并将其固定。

运动时疼痛的部位

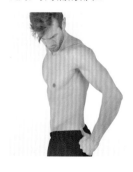

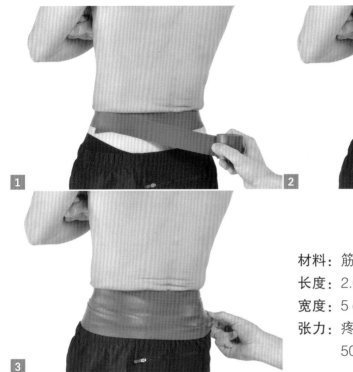

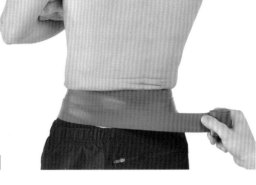

材料： 筋膜加压带

长度： 2.06 m

宽度： 5 cm

张力： 疼痛部位60%～80%，另一侧
50%

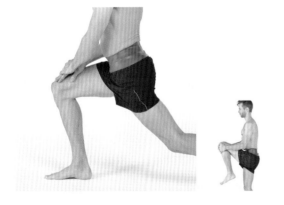

主动运动

　　站姿，进行大范围的后弓箭步下蹲，运动过程中尽可能屈曲髋关节。这样可以促进骶髂关节的前后旋转。此外，在下蹲后可以配合增加躯干的左右旋转。

建议> 　如果跨出腿时出现跌倒或摇晃（"踩空"），可能会导致骶髂关节或耻骨联合周围韧带的严重刺激。

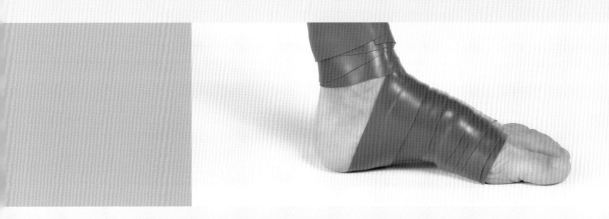

第三章：
筋膜加压带治疗下肢疼痛

髋关节 …………………………………… 56

内收肌 …………………………………… 58

大腿外侧 ………………………………… 60

大腿后侧和前侧肌肉 …………………… 62

膝关节、髌骨、髌腱 …………………… 64

膝关节内侧副韧带与内侧半月板 ………… 66

膝关节外侧副韧带与外侧半月板 ………… 68

小腿肌肉 ………………………………… 70

跟腱 ……………………………………… 72

踝关节 …………………………………… 74

踝关节扭伤（旋后/旋前损伤） ………… 76

足跟骨刺、足底筋膜 …………………… 78

踇外翻（踇囊炎）、跖趾关节 ………… 80

大腿肿胀 ………………………………… 82

瘢痕 ……………………………………… 83

髋关节

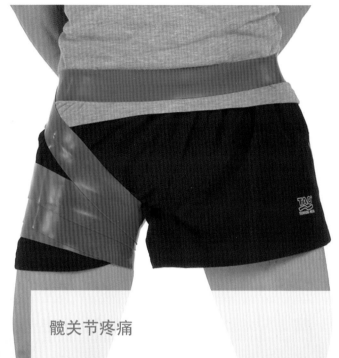

髋关节疼痛

　　髋关节、关节囊或髋骨外侧疼痛是由多种原因导致的。腹股沟深处疼痛通常与软骨的变性（退行性关节炎）有关，运动或工作时过度劳累以及超重也会引起腹股沟处疼痛。髋骨疼痛通常是由附着在那里的肌肉问题引起的。长跑（慢跑等）运动会对臀部周围肌肉组织产生严重刺激，特别是长时间休息后开始运动会出现延迟性肌肉酸痛的情况。

筋膜加压带的缠绕 ⤳ 以下是具体步骤

运动时疼痛的部位

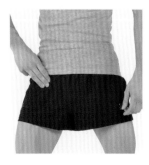

1 患者两脚分开站立。从大腿上部开始，以50%的张力缠绕第1圈。

2 继续沿着大腿靠近腹股沟处螺旋缠绕筋膜加压带，尽可能向上缠绕，每一圈重叠上一圈的50%。在髋关节和大腿外侧（大转子）区域应施加60%～80%的张力，在大腿内侧施加50%的张力。

3 最后可以在骨盆周围缠绕1圈筋膜加压带以起到稳定的作用，将末端固定在骨盆处。

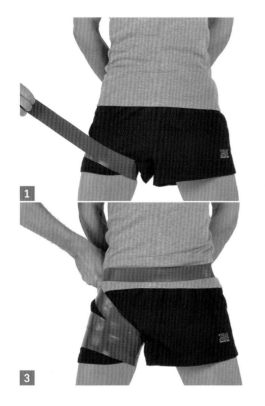

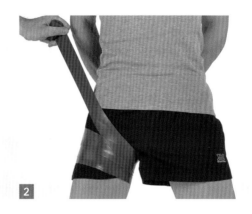

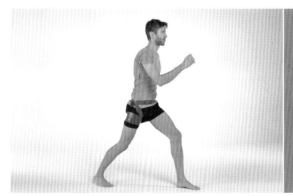

材料：筋膜加压带

长度：2.06 m

宽度：5 cm

张力：前侧/外侧60%~80%，内侧50%

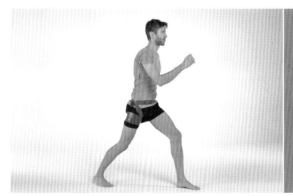

主动运动

大跨步前后来回行走，也可以原地屈曲膝关节或者向前方或向侧方迈出一大步后缓慢屈曲膝关节。

建议> 重复练习上述动作，同时也可以尝试增加所有方向的运动。当筋膜加压带被取下时，患者**必须**躺下，因为腿部的血液再灌注时可能会引起头晕！

内收肌

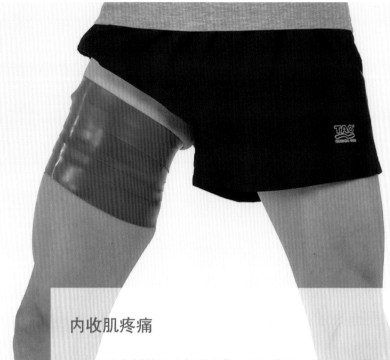

内收肌疼痛

　　大腿内侧的肌肉起到内收大腿的作用。跷二郎腿等动作会使这些肌肉缩短，当大腿外展或走路和运动时就会出现疼痛的症状。高强度的运动或髋部的大范围运动（跨骑/滑铲以及大范围的侧滑步等）也会导致内收肌过度紧张，因此内收肌经常会被拉伤。

筋膜加压带的缠绕 ⋯⋯> 以下是具体步骤

1 患者两脚分开站立。从大腿上部开始，以50%的张力缠绕第1圈。

2 继续向上螺旋缠绕筋膜加压带，每一圈重叠上一圈的50%。围绕内收肌的部位，尽可能朝向腹股沟缠绕。在内收肌处应施加60%～80%的张力，大腿外侧应施加50%的张力。

3 使用相同的技术，尽可能向上缠绕并将其固定。

运动时疼痛的部位

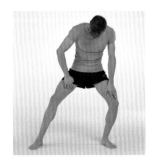

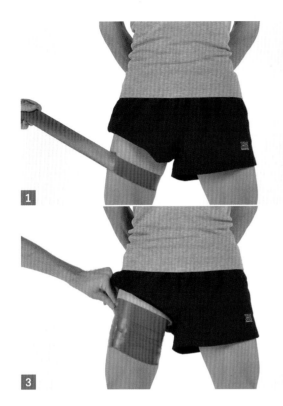

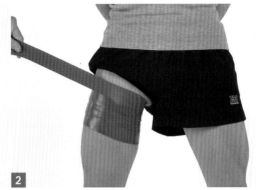

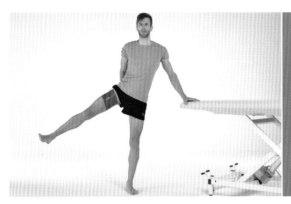

材料：筋膜加压带

长度：2.06 m

宽度：5 cm

张力：内侧60%～80%，外侧50%

主动运动

　　单腿站立，另一条腿做外展运动，这个动作也可以在侧卧位下进行。此外，动态的开合跳运动可以作为强化训练。

建议＞　重复练习上述动作，同时也可以尝试增加所有方向的运动。当筋膜加压带被取下时，患者**必须**躺下，因为腿部的血液再灌注时可能会引起头晕！

大腿外侧

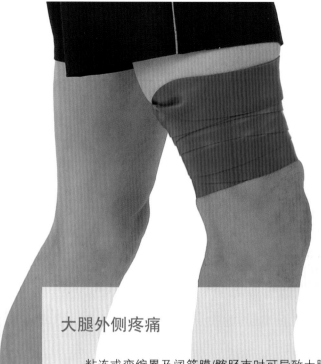

大腿外侧疼痛

　　粘连或挛缩累及阔筋膜/髂胫束时可导致大腿外侧疼痛，尤其是在行走或跑步时。原因可能包括准备活动不足或髋关节长时间处在外展姿势（坐着）。

筋膜加压带的缠绕 ⋯> 以下是具体步骤

1 患者两脚分开站立。从大腿的下半部分开始以50%的张力缠绕第1圈。

2 继续向上螺旋缠绕筋膜加压带，每一圈重叠上一圈的50%。在大腿外侧应施加60%～80%的张力，在大腿内侧应施加50%的张力。

3 使用相同的技术，将筋膜加压带进一步向上缠绕并将其固定到位。

运动时疼痛的部位

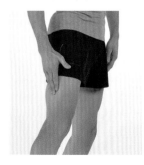

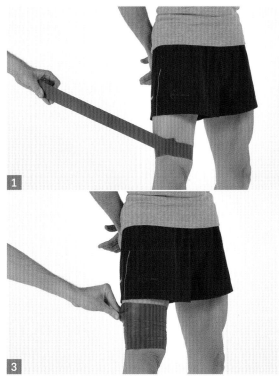

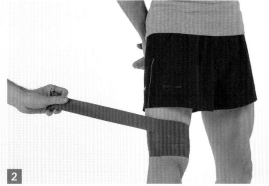

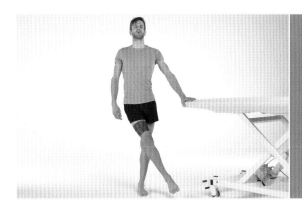

材料： 筋膜加压带

长度： 2.06 m

宽度： 5 cm

张力： 外侧60%～80%，内侧50%

主动运动

　　单腿站立，另一条腿做内收运动。动态的开合跳运动可以作为强化训练，也可以进行侧向交叉步练习。

建议> 当筋膜加压带被取下时，患者**必须**躺下，因为腿部的血液再灌注时可能会引起头晕！

大腿后侧和前侧肌肉

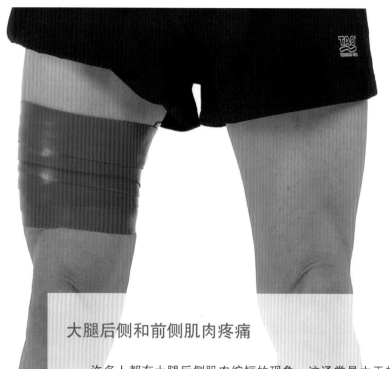

大腿后侧和前侧肌肉疼痛

许多人都有大腿后侧肌肉缩短的现象,这通常是由于越来越多的活动是坐着进行的。如果这些肌肉在日常生活或运动中进行测试的话,它们往往表现得不够灵活,很容易被拉伤。

大腿前侧肌肉(股四头肌)有力地屈伸膝关节,因此在行走、跑步、跳跃、爬楼梯和一般运动中非常活跃。在这些活动中,它可能会变得过度紧张。同时,这块肌肉也负责髌骨的运动。因此,大腿肌肉无力不仅会导致肌肉本身疼痛,也会引起髌骨疼痛(参见第64页)。

筋膜加压带的缠绕 ⋯⟶ 以下是具体步骤

运动时疼痛的部位

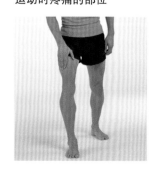

1 患者呈站立或仰卧位,双腿分开。从大腿的下半部分开始,以50%的张力缠绕第1圈。

2 继续沿着大腿向上螺旋缠绕筋膜加压带,每一圈重叠上一圈的50%。根据疼痛的部位,在大腿后方或前方施加60%的张力。

3 使用相同的技术,将筋膜加压带进一步向上缠绕并将其固定。

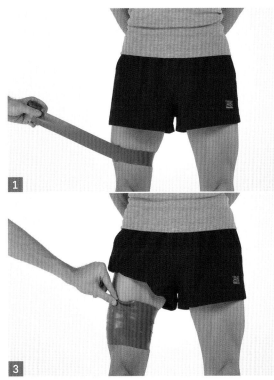

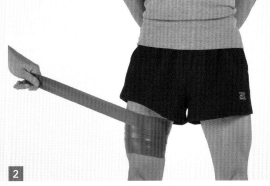

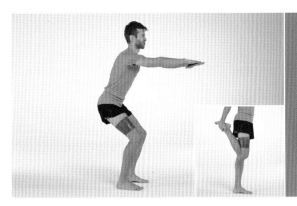

材料： 筋膜加压带

长度： 2.06 m

宽度： 5 cm

张力： 疼痛部位60%～80%，另一侧
50%

主动运动

进行多角度的双腿屈膝下蹲练习，也可以做单腿屈膝下蹲练习。另外，主动牵伸运动是主动运动膝关节的另一种方式。

建议> 大腿肌肉无力可能导致膝关节不稳以及周围韧带的损伤。因此，训练有素的肌肉在体育运动中尤为重要。

膝关节、髌骨、髌腱

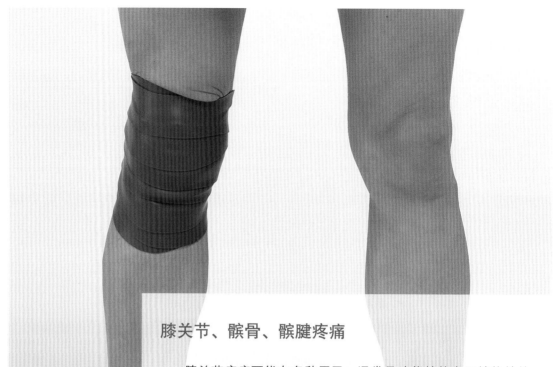

膝关节、髌骨、髌腱疼痛

膝关节疼痛可能有多种原因，通常是功能性的多于结构性的（如骨关节炎）。如果在行走、爬楼梯或运动时髌骨外侧或后侧疼痛，原因可能是髌骨没有正常地沿着轨道滑动。肌肉失衡或髌骨周围肌腱的刺激也会导致这种疼痛。髌腱疼痛则通常是由负荷过重引起的。

筋膜加压带的缠绕 ⋯⋯▷ 以下是具体步骤

1 患者呈仰卧位，膝关节伸直，在踝关节或小腿下部放置支撑物使膝关节悬空。从膝盖下方开始，以50%的张力缠绕第1圈。

2 继续向上螺旋缠绕筋膜加压带，每一圈重叠上一圈的50%。根据疼痛的部位，在髌腱或髌骨上施加60% ~ 80%的张力，在膝盖后侧施加50%的张力。使用相同的技术，将筋膜加压带进一步向上缠绕至包裹住整个膝盖，并将其在此处固定。

3 如果膝关节疼痛的原因不明，或者疼痛位于髌骨略上方，也可以使用开放式的缠绕方法，即不包裹髌骨。

运动时疼痛的部位

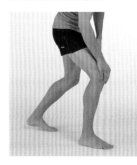

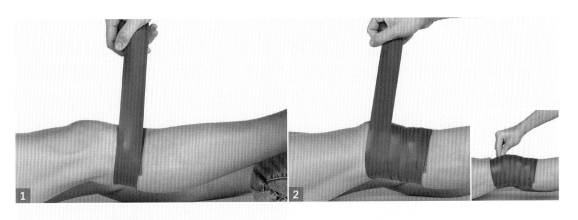

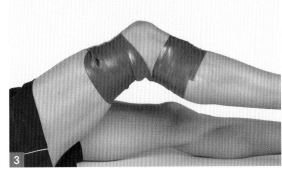

材料：筋膜加压带
长度：2.06 m
宽度：5 cm
张力：前侧60%～80%，后侧50%

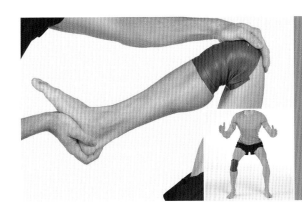

主动运动

可以做一些低强度的青蛙跳或各种屈膝动作。也可以在凹凸不平的地面上做行走练习，或者进行大跨步的行走。

建议＞ 如果只有髌腱损伤，可能只局限在该区域缠绕。

膝关节内侧副韧带与内侧半月板

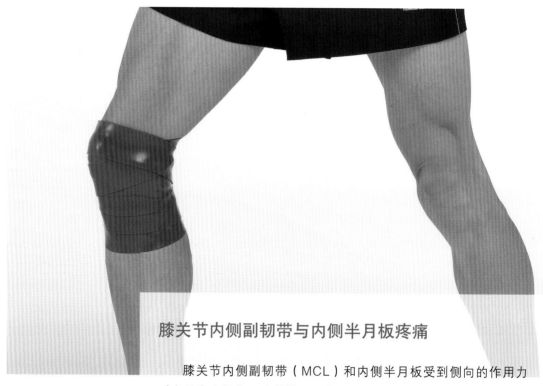

膝关节内侧副韧带与内侧半月板疼痛

膝关节内侧副韧带（MCL）和内侧半月板受到侧向的作用力时容易发生损伤。这种情况可能发生在例如武术这样的接触性运动中，也可能发生于球类运动中。膝内翻畸形（或盘腿坐）会对内侧半月板产生应力，而膝外翻会增加对膝关节内侧副韧带的应力。

筋膜加压带的缠绕 ⋯⋯> 以下是具体步骤

1 患者呈仰卧位，膝关节伸直，在踝关节或小腿下部放置支撑物使膝关节悬空。从小腿上部开始，以50%的张力缠绕第1圈。

运动时疼痛的部位

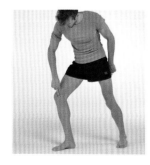

2 继续向上螺旋缠绕筋膜加压带，每一圈重叠上一圈的50%。在膝关节内侧施加60%~80%的张力，在膝关节后侧和外侧施加50%的张力。

3 使用相同的技术，将筋膜加压带进一步向上缠绕至包裹住整个膝关节，并将其在此处固定。

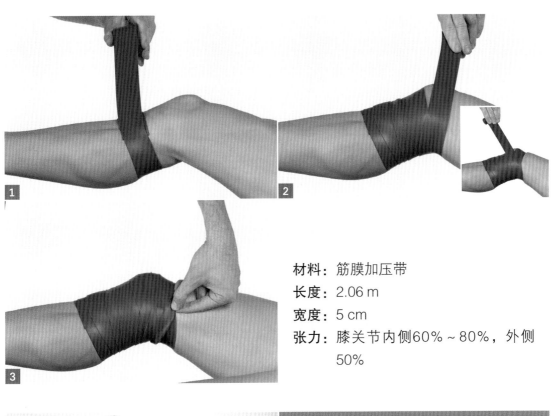

材料： 筋膜加压带

长度： 2.06 m

宽度： 5 cm

张力： 膝关节内侧60%～80%，外侧 50%

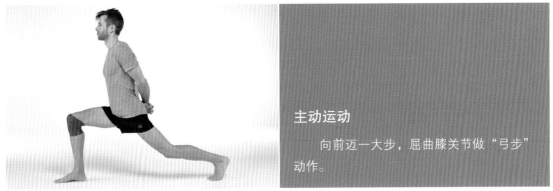

主动运动

　　向前迈一大步，屈曲膝关节做"弓步" 动作。

建议> 可以在膝关节内侧交叉缠绕筋膜加压带（步骤2，小图）

膝关节外侧副韧带与外侧半月板

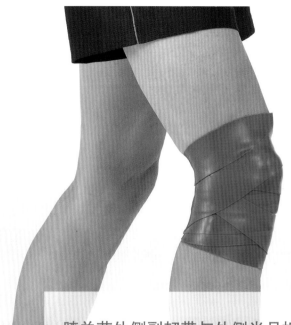

膝关节外侧副韧带与外侧半月板疼痛

膝关节外侧副韧带（LCL）和外侧半月板受到侧向的作用力时容易发生损伤。这种情况可能发生在例如武术这样的接触性运动中，也可能发生于球类运动中。膝关节外翻畸形会对外侧半月板产生应力，而膝内翻畸形或盘腿坐会增加膝关节外侧副韧带的应力。

筋膜加压带的缠绕 ⤵ 以下是具体步骤

运动时疼痛的部位

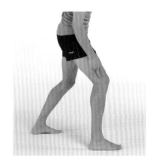

1 患者呈仰卧位，膝关节伸直，在踝关节或小腿下部放置支撑物使膝关节悬空。从小腿上部开始，以50%的张力缠绕第1圈。

2 继续向上螺旋缠绕筋膜加压带，每一圈重叠上一圈的50%。在膝关节外侧施加60%~80%的张力，在膝关节后侧和内侧施加50%的张力。

3 使用相同的技术，将筋膜加压带进一步向上缠绕至包裹住整个膝关节，并将其在此处固定。

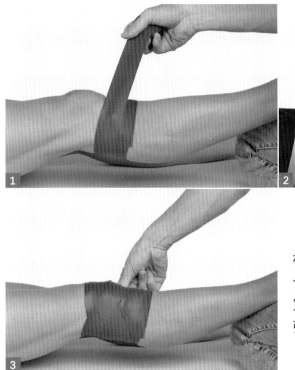
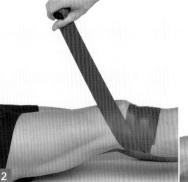
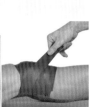

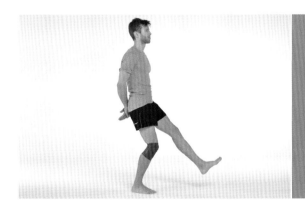

材料：筋膜加压带

长度：2.06 m

宽度：5 cm

张力：膝关节外侧60%～80%，内侧
50%

主动运动

  将缠绕筋膜加压带的腿作为支撑腿，保
证膝关节稳定的同时做单腿深蹲练习。

建议> 可以在膝关节外侧交叉缠绕筋膜加压
带（步骤2，小图）。

69

小腿肌肉

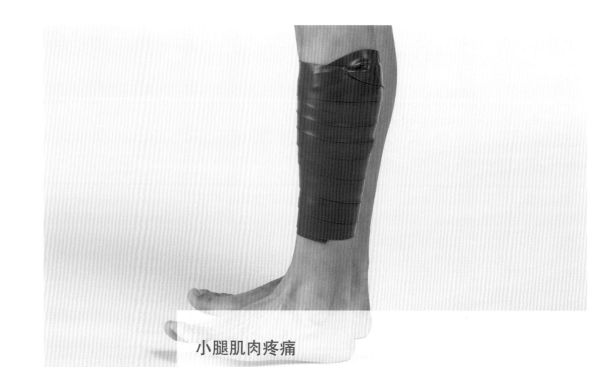

小腿肌肉疼痛

　　运动员在长距离跑步或进行高强度跳跃时，经常会出现小腿的运动损伤。这种现象尤其发生在长时间停训后的重新开始训练阶段。经常进行脚"蹬地"的动作会导致小腿肌肉过度紧张，特别是在山地跑运动中。由于小腿肌肉的力量主要通过跟腱传递到足部，因此跟腱也会感到疼痛。

筋膜加压带的缠绕 ⤑ 以下是具体步骤

1 患者仰卧，膝关节轻微屈曲，把脚放在治疗床上。从小腿下部开始，以50%的张力缠绕第1圈。

2 继续向上螺旋缠绕筋膜加压带，每一圈重叠上一圈的50%，小腿后侧应施加60%～80%的张力，前侧应施加50%的张力。

3 使用相同的技术，将筋膜加压带尽可能向上缠绕至完全包裹小腿肌肉，并将其在此处固定。

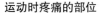

运动时疼痛的部位

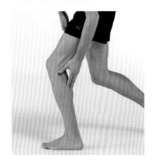

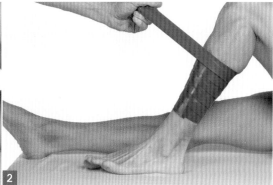

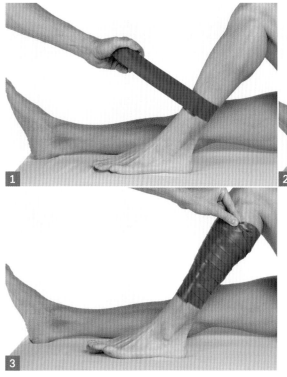

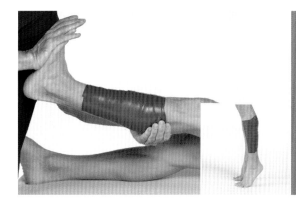

材料：筋膜加压带

长度：2.06 m

宽度：5 cm

张力：小腿后侧60%~80%，前侧50%

主动运动

- 用脚趾和脚后跟交替行走。
- 提踵运动。
- 可以进行主动的屈伸位牵拉。

建议> 穿高跟鞋会使小腿肌肉的长度缩短，因此应尽量避免。

跟腱

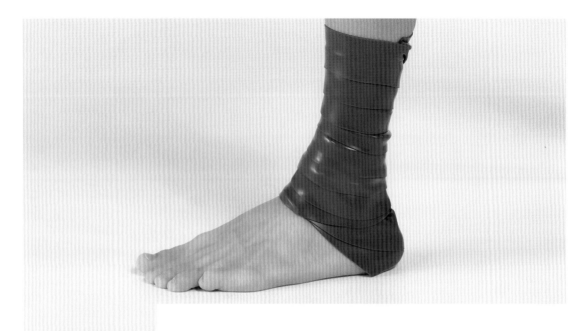

跟腱疼痛

　　小腿肌肉的力量通过跟腱传递至足部，因此，在跑步和跳跃过程中跟腱会反复受到高强度的拉伸应力。使用前掌跑步的运动员（特别是短跑运动员）的跟腱常常会承受极高的应力。跟腱疼痛可能存在于跟腱本身，也可能位于它与跟骨的移行交界处。

筋膜加压带的缠绕 ⋯⋯▷ 以下是具体步骤

运动时疼痛的部位

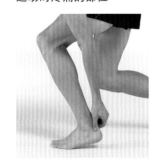

1 患者仰卧或俯卧在治疗床上，脚跟伸出治疗床边缘，踝关节轻微背屈。从脚踝和跟骨附近开始，以50%的张力缠绕第1圈。

2 继续向上螺旋缠绕筋膜加压带，每一圈重叠上一圈的50%。跟腱区域和小腿后侧应施加60%～80%的张力，前侧应施加50%的张力。

3 使用相同的技术，将筋膜加压带尽可能向上缠绕至小腿中部，并将其在此处固定。

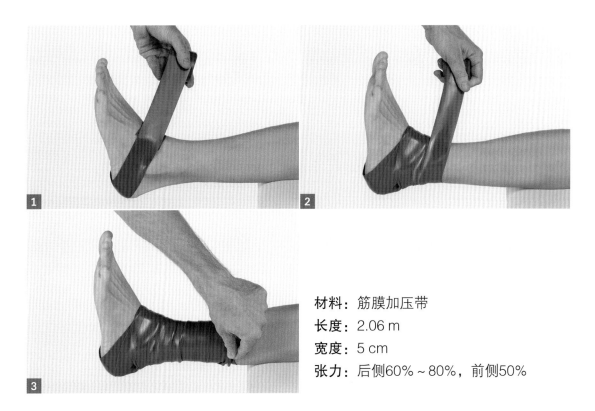

材料：筋膜加压带

长度：2.06 m

宽度：5 cm

张力：后侧60%～80%，前侧50%

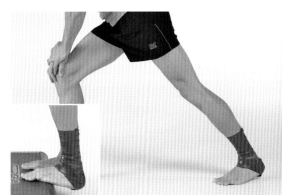

主动运动

    向后迈一大步（弓步），足跟着地，拉伸小腿肌肉和跟腱；也可以借助楼梯踏板（尽可能使足跟向地面方向下降）或踏步机进行拉伸（小图）；此外，可以在进行主动提踵（仅使用脚趾支撑于地面）后将脚缓慢地落于地面，进行跟腱的离心训练。

建议> 还可以进行小腿肌肉的锻炼。如果疼痛主要位于跟骨，意味着可能患有滑囊炎，若出现这种情况需要咨询医生。

踝关节

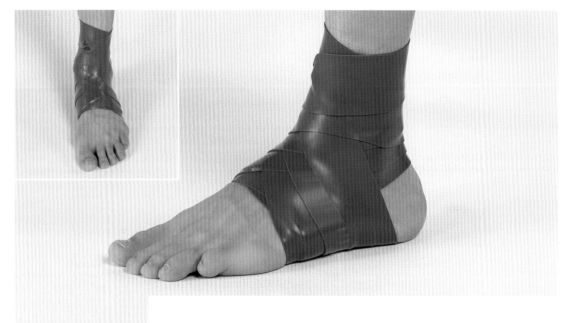

踝关节疼痛

踝关节疼痛通常发生在韧带损伤后（见第76页）。韧带和关节囊损伤，或踝关节骨折未正常愈合，可能会导致负重时的疼痛。使用筋膜加压带可以加速愈合过程，但仅在与其他治疗措施一起使用时有效果。

筋膜加压带的缠绕 ⋯⋯▷ 以下是具体步骤

1 患者仰卧或俯卧在治疗床上，脚跟伸出治疗床边缘，踝关节轻微背屈。从跖骨附近开始，以50%的张力缠绕第1圈。

负重时疼痛的部位

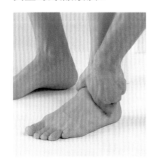

2 再将筋膜加压带呈"8"字形缠绕至小腿，之后，再缠绕回足部，每一圈重叠上一圈的50%。在疼痛最剧烈的地方施加60%~80%的张力，另一侧则施加50%的张力。

3 使用相同的技术，缠绕全部筋膜加压带，并将其在此处固定。

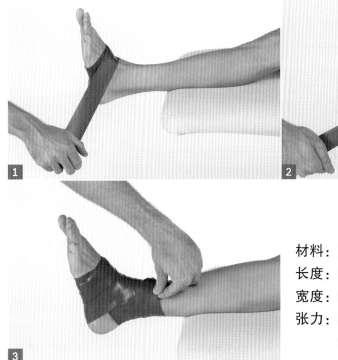

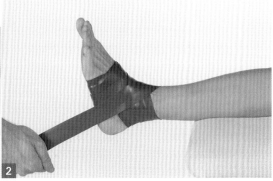

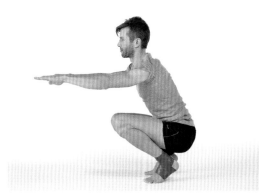

材料： 筋膜加压带

长度： 2.06 m

宽度： 5 cm

张力： 疼痛部位60%～80%，另一侧
50%

主动运动

　　做深蹲或鸭子步练习。也可以进行脚趾
和脚跟交替站立练习。另外，还可以在坐位
或仰卧位下用脚画圈。

建议> 前足缠绕太紧会产生压迫痛，因此
使用筋膜加压带缠绕该区域时应相对宽松一
些。

踝关节扭伤（旋前/旋后损伤）

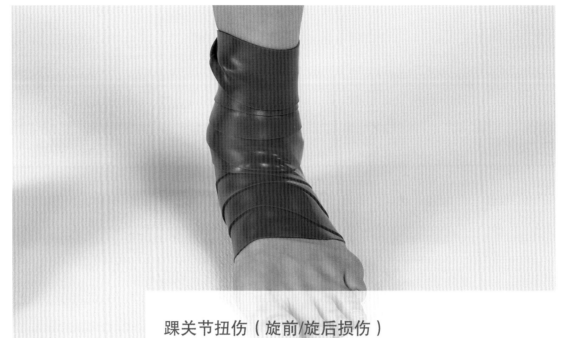

踝关节扭伤（旋前/旋后损伤）

踝关节疼痛通常是因为踝关节扭伤。向外扭转脚踝会造成踝关节外侧囊和韧带结构过度拉伸，即踝关节的旋后损伤，较踝关节的旋前损伤（向内扭转）更为常见。小腿和足部肌肉的不平衡是引起踝关节扭伤的原因之一。若韧带和关节囊反复创伤，随着时间的推移或新的扭伤的出现，踝关节会变得越来越不稳定，因此我们应认真对待踝关节扭伤。

筋膜加压带的缠绕 ⤳ 以下是具体步骤

运动时疼痛的部位

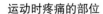

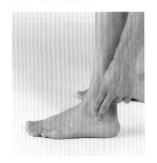

1 患者仰卧或俯卧在治疗床上，脚跟伸出治疗床边缘，踝关节轻微背屈。从前足附近开始，以50%的张力缠绕第1圈。重点：旋后损伤时，应将足踝缠绕固定于旋前位。

2 继续向上螺旋缠绕筋膜加压带，每一圈重叠上一圈的50%。对于踝关节旋后扭伤，应在疼痛部位施加60%～80%的张力，另一侧施加50%的张力。

3 使用相同的技术，将筋膜加压带缠绕至小腿，并将其在此处固定。

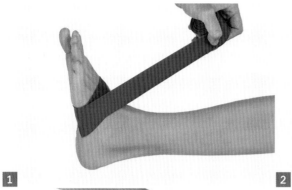

1

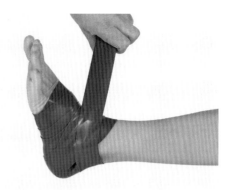

2

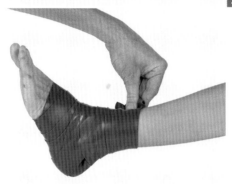

3

材料：筋膜加压带

长度：2.06 m

宽度：5 cm

张力：疼痛部位60%～80%，另一侧
50%

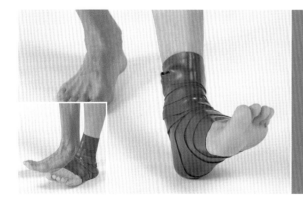

主动运动

　　可以在坐位或仰卧位时做踝关节的环转
运动。也可以选择一个柔软的平面，用脚的
内侧或外侧着地行走。

建议>　在踝关节旋前损伤中，应将足踝缠绕
固定于旋后位，筋膜加压带的张力主要施加
在内踝上方。

足跟骨刺、足底筋膜

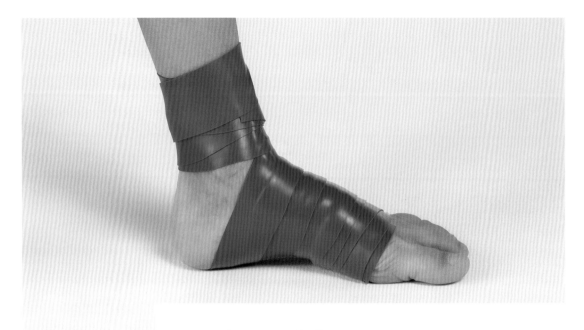

足跟骨刺、足底筋膜

　　肌肉失衡、缺乏锻炼或超重是导致足纵弓和横弓扁平的几个因素。足弓塌陷会导致足底韧带和足底筋膜过度拉伸。由于常受到高强度的拉伸应力，跟骨与足底筋膜的交界处常常会形成跟骨骨刺，这通常与跟骨的剧烈疼痛相关。

筋膜加压带的缠绕 ⋯⋯> 以下是具体步骤

1 患者仰卧或俯卧在治疗床上，脚跟伸出治疗床边缘，踝关节轻微背屈。从前足附近开始，以50%的张力缠绕第1圈。

2 继续向上螺旋缠绕筋膜加压带，每一圈重叠上一圈的50%。在脚底应施加60%~80%的张力，脚背应施加50%的张力。

3 使用相同的技术，将筋膜加压带缠绕至脚踝，并向上缠绕至小腿，将其在此处固定。

负重时疼痛的部位

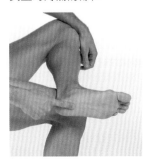

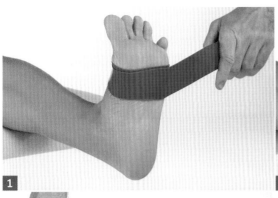

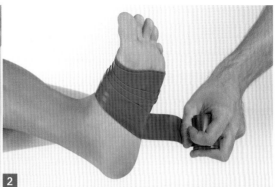

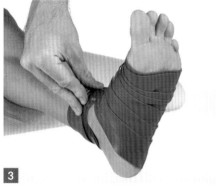

材料： 筋膜加压带

长度： 2.06 m

宽度： 5 cm

张力： 脚底60%～80%，脚背50%

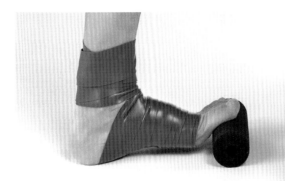

主动运动

　　后退一步使脚跟尽量着地，并将前脚掌和脚趾放在滚轮上，以拉伸小腿和足部肌肉。此外，还可以把筋膜滚轮或网球踩在脚底滚动，以放松足底，此时产生的疼痛应该控制在刚好可以忍受的程度。也可以选择进行主动拉伸。

建议> 　足弓矫形鞋垫可矫正足部姿势并给予足弓支撑。同时，应重视足部肌肉的激活与训练，以达到很好的长期效果。

踇外翻（踇囊炎）、跖趾关节

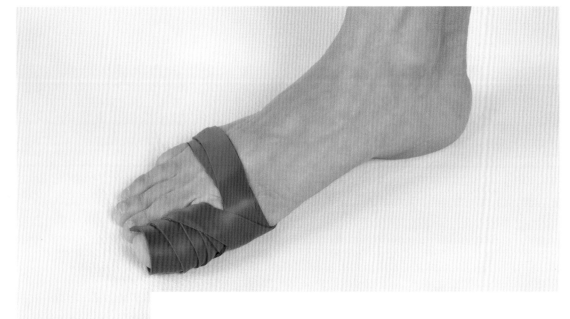

踇外翻（踇囊炎）、跖趾关节疼痛

踇外翻会导致关节囊、韧带和关节本身的过度紧张。穿着过紧的鞋子或高跟鞋常常会导致大脚趾内收，足弓塌陷（"外八字"足或足外翻）也会出现这种情况。踇外翻一般具有家族遗传性，在这种情况下，应尽早进行主动干预。

筋膜加压带的缠绕 ⋯⋯> 以下是具体步骤

1 患者仰卧，脚放在治疗床上。从大脚趾附近开始，以50%的张力缠绕第1圈。

2 将筋膜加压带继续缠绕在大脚趾上，第2圈重叠上一圈的50%，第3圈向下缠绕在前脚掌，之后再次回到脚趾处缠绕1圈。脚内侧的跖趾关节处施加60%～80%的张力，其余部位应施加50%的张力。

3 使用相同的技术，将筋膜加压带缠绕至前足末端，并将其在此处固定。

负重时疼痛的部位

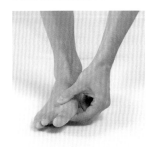

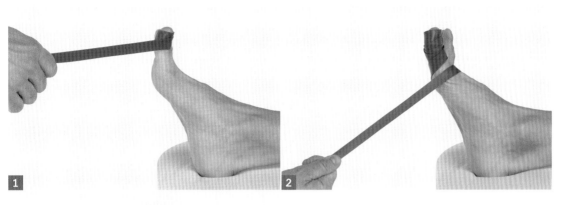

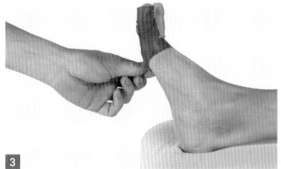

材料： 筋膜加压带

长度： 1.03 m

宽度： 2.5 cm

张力： 脚底60%~80%，脚背50%

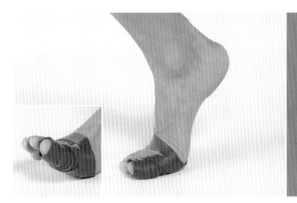

主动运动

　　后退一大步，脚尖着地后背伸大脚趾；或者向前迈出一步后做脚趾背屈动作，同时尝试稍微外展大脚趾。此外，还可以尝试尽可能将脚趾张开或外展大脚趾，并进行小负荷抗阻练习（将手指轻轻压在脚趾上对抗阻力）。

建议 > 姆外翻可导致软骨损伤（骨关节炎），因此应尽早采取保守措施进行治疗。

大腿肿胀

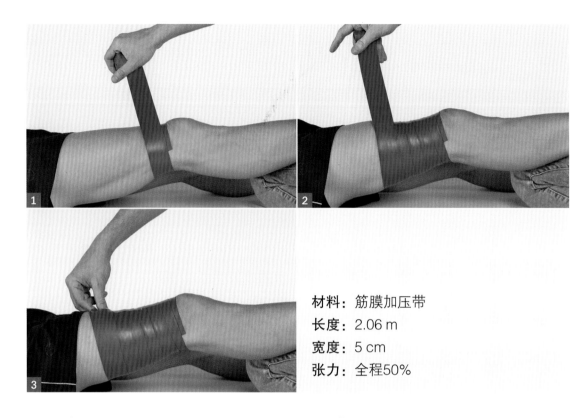

材料： 筋膜加压带
长度： 2.06 m
宽度： 5 cm
张力： 全程50%

大腿肿胀

　　大腿肿胀经常发生在挫伤或受到任何其他外力的作用后。出现肿胀，则表明组织液不能尽快排出。

筋膜加压带的缠绕
⋯⋯> **以下是具体步骤**

1 患者仰卧在治疗床上，微抬高患肢或在小腿处放置软枕将其支撑起来。从大腿肿胀下方开始，以50%的张力缠绕第1圈。

2 继续向上螺旋缠绕筋膜加压带，每一圈重叠上一圈的50%。应在整个肿胀区域施加50%的张力。

3 使用相同的技术，将筋膜加压带向上缠绕至包裹整个肿胀区域，并将其在此处固定。

瘢痕

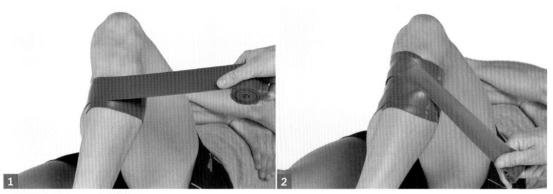

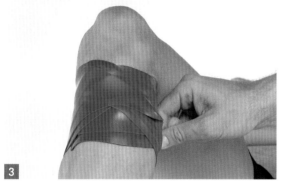

材料：筋膜加压带
长度：2.06 m
宽度：5 cm
张力：瘢痕处60%～80%，其他部位
50%

瘢痕

外科手术后可能会形成瘢痕，因为手术过程中需要切割数层组织，并将它们再次缝合起来，这些组织之间会形成粘连，从而导致关节无法自由活动或在活动时受到损伤。为了预防粘连产生，可以在早期使用筋膜加压带，当然筋膜加压带也可用于陈旧瘢痕的恢复。

筋膜加压带的缠绕
⋯⋯> 以下是具体步骤

1 瘢痕应保持在卷带拉伸和内转的中间位置，从瘢痕下方开始，以50%的张力缠绕第1圈。

2 继续向上螺旋缠绕筋膜加压带，每一圈重叠上一圈的50%。应在瘢痕处施加60%～80%的张力，其他部位施加50%的张力。

3 使用相同的技术，将筋膜加压带向上缠绕至包裹整个瘢痕区域，并将其固定到位。如果需要，还可以再次缠绕瘢痕区域。

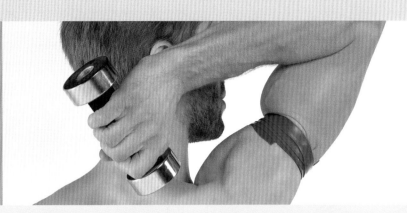

第四章:
筋膜加压带在力量训练中的应用

增强大腿力量·····································86

增强小腿力量·····································88

增强上臂力量·····································90

增强大腿力量

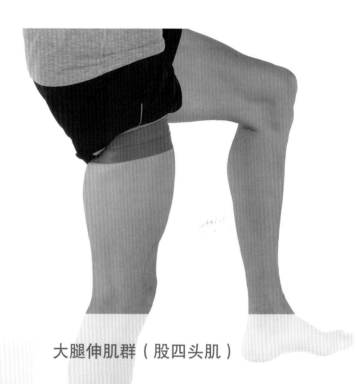

大腿伸肌群（股四头肌）

　　增强股四头肌力量不仅有利于从事耐力和力量运动项目的运动员，还特别有助于膝关节损伤的患者。患有骨性关节炎、膝关节术后康复期间的患者或老年人可以进行低强度的股四头肌力量训练。股四头肌可以与后交叉韧带协同作用，以维持膝关节的稳定。此处仅进行一些举例，通过正确的BFRT可以进行各种各样的耐力与力量训练。

筋膜加压带的缠绕 ⋯⋯> 以下是具体步骤

无筋膜加压带的踏步练习

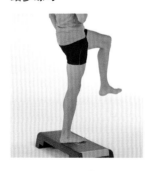

1 将筋膜加压带均匀且紧密地缠绕在大腿的上1/3处（髌骨和腹股沟之间），此时应感觉到大腿受到明显的压力，但不会引起疼痛，并且能够在每次训练期间忍受这一压力。

2 准备1个台阶或稳定的长凳，患侧脚踏上台阶的同时另一条腿屈髋屈膝约90°。第1组重复此动作30次，组间间歇30～60 s，之后的每组重复15次，共做4～5组，重复模式如下：30-15-15-15-15。

3 完成最后1组后才能取下筋膜加压带。但如果在练习过程中开始感到刺痛或疼痛加剧，请立即取下筋膜加压带。

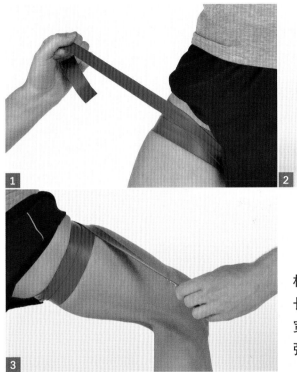

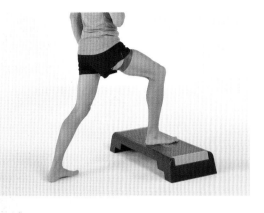

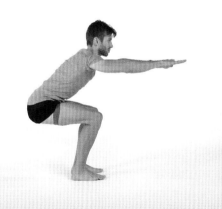

材料：筋膜加压带
长度： 1.03 m
宽度： 2.5 cm
张力：不引起疼痛的最大张力

主动运动

　　在遵守上述基本规则的情况下，您可以根据自身情况在各种不同的力量练习中应用筋膜加压带。

- 深蹲练习。
- 弓步。
- 低阻力机器训练（腿举）。
- 跳绳等。

建议>　尽量选择能够重复50~70次的台阶高度。

增强小腿力量

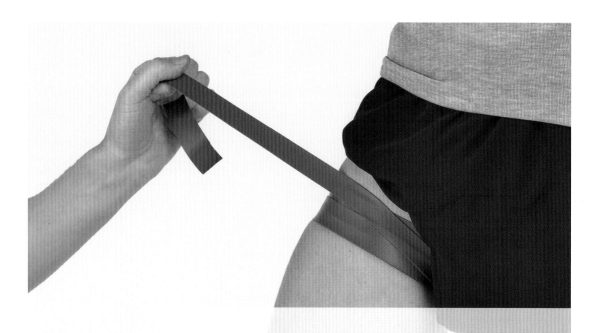

小腿肌肉（小腿三头肌）

　　小腿肌肉伸展踝关节，在跑步和跳跃等运动项目中具有重要意义。从医学角度来看，小腿肌肉尤其重要，特别是在有跟腱疼痛性炎症的情况下（见第72页）。针对这种情况，可以进行强化离心训练，即小腿肌肉在被拉长的情况下完成抗阻训练。该练习简单易行，非常适合在日常生活中进行。

筋膜加压带的缠绕 ⸱⸱⸱➤ 以下是具体步骤

1 将筋膜加压带均匀且紧密地缠绕在大腿的上1/3处（髌骨和腹股沟之间），此时应感觉到大腿受到明显的压力，但不会引起疼痛，并且能够在每次训练期间忍受这一压力。

增强小腿力量的训练

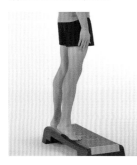

2 准备1个台阶或稳定的长凳，双脚踏上台阶，脚掌支撑，脚跟伸出台阶，充分提踵后缓慢向下背屈。第1组重复此动作30次，组间间歇30~60 s，之后的每组重复15次，共做4~5组，重复模式如下：30-15-15-15-15。

3 完成最后1组后才能取下筋膜加压带。但如果在练习过程中开始感到刺痛或疼痛加剧，请立即取下筋膜加压带。

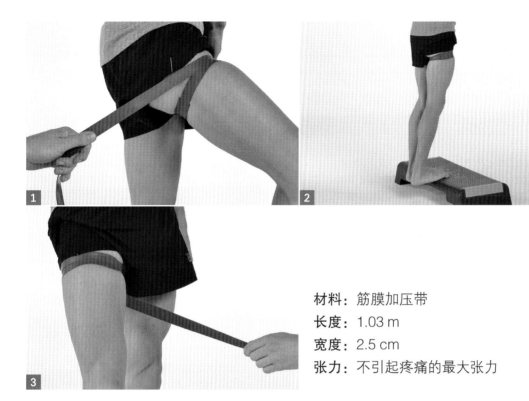

材料： 筋膜加压带
长度： 1.03 m
宽度： 2.5 cm
张力： 不引起疼痛的最大张力

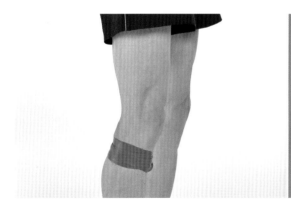

替代加压方法

替代加压方法为：将筋膜加压带缠绕在膝关节下方。这样可以使患者的注意力放在小腿肌肉上。然而，原则上在大腿处使用筋膜加压带可以促进所有的腿部肌肉力量的增强。

建议> 尽量选择能够重复50 ~ 70次的阻力强度，每2次加压训练之间至少间隔10 min。

增强上臂力量

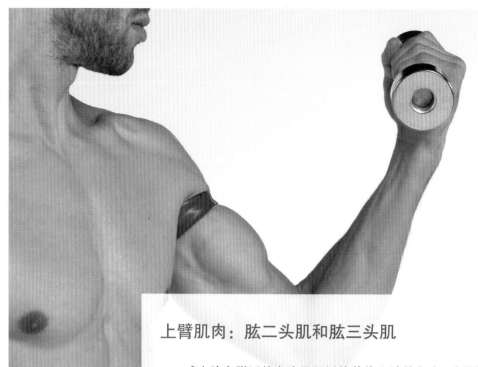

上臂肌肉：肱二头肌和肱三头肌

    减少腋窝附近的血流量可以使整体上肢的血流限制训练更为高效。肱二头肌和肱三头肌互为拮抗肌，它们参与肘关节的屈曲和伸展，同时参与肩关节的运动。上肢的BFRT不仅对运动员有益，还可用于肩关节的稳定性练习或术后康复。

筋膜加压带的缠绕 ┈⇢ 以下是具体步骤

1 将筋膜加压带均匀且紧密地缠绕在上臂靠近腋窝处，此时应感觉到上臂受到明显的压力，但不会引起疼痛，并且能够在每次训练期间忍受这一压力。

小重量的肱二头肌弯举

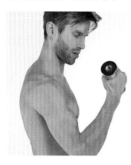

2 手持小重量的哑铃或其他物体，进行肱二头肌弯举。第1组重复此动作30次，组间间歇30~60 s，之后的每组重复15次，共做4~5组，重复模式如下：30–15–15–15–15。

3 完成最后1组后才能取下筋膜加压带。但如果在练习过程中开始感到刺痛或疼痛加剧，请立即取下筋膜加压带。注意：每2次加压训练之间至少间隔10 min。

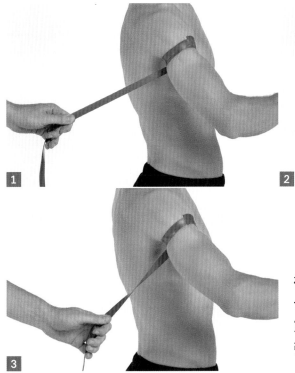

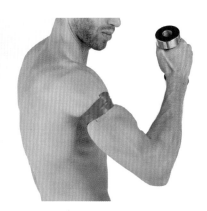

材料：筋膜加压带

长度：1.03 m

宽度：2.5 cm

张力：均匀的、不引起疼痛的最大张力

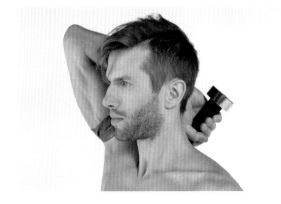

主动运动

　　原则上，患者掌握了以上内容后可以根据自身情况在各种不同的上肢力量练习中应用筋膜加压带，如俯卧撑、卧推和颈后哑铃臂屈伸等训练。此外，还可以借助Thera Band®、滑轮训练器、Flexi-Bar棒等训练器械进行练习。

建议>　　尽量选择能够重复50～70次的阻力强度。

参考文献

[1] **ABE T, KEARNS CF, SATO Y (2006).** Muscle size and strength are increased following walk training with restrict- ed venous blood flow from the leg muscle, Kaatsu-walk training. J Appl Physiol 100 (5): 1460–1466.

[2] **ABE T, SAKAMAKI M, FUJITA S, et al. (2010).** Effects of low-intensity walk training with restricted leg blood flow on muscle strength and aerobic capacity in older adults. J Geriatr Phys Ther 33 (1): 34–40.

[3] **GUIMBERTEAU JC, ARMSTRONG C (2015).** Architecture of Human Living Fascia. The extracellular matrix and cells revealed through endoscopy. Handspring Publishing Ltd.

[4] **HORIUCHI M, OKITA K (2012).** Blood flow restricted exercise and vascular function. Int J Vasc Med: doi. 10.1155/2012/543218.

[5] **HYLDEN C, BURNS T, STINNER D, et al. (2015).** Blood flow restriction rehabilitation for extremity weakness: a case series. J Spec Oper Med 15(1): 50–56.

[6] **OHTA H, KUROSAWA H, IKEDA H, et al. (2003).** Low-load resistance muscular training with moderate restric- tion of blood flow after anterior cruciate ligament reconstruction. Acta Orthop Scand 74(1): 62–68.

[7] **SCHLEIP R (2003).** Faszien und Nervensystem. Zeitschrift für Osteopathische Medizin. Volume 1/2003.

[8] **SCOTT BR, LOENNEKE JP, SLATTERY KM, et al. (2015).** Exercise with blood flow restriction: an updated evidence-based approach for enhanced muscular development. Sports Med 45(3): 313–325.

[9] **SEIDENSPINNER D, KOLSTER BC (2015).** Isokinetische und EMG-gestützte Untersuchung des Kniegelenks vor und nach einer Kompression mit einem elastischen Band. pt_Zeitschrift für Physiotherapeuten 67 (12): 52–58.

[10] **STARRETT K (2014).** Werde ein geschmeidiger Leopard [Becoming a Supple Leopard]. München: Riva-Verlag.

[11] **TARADAJ J, ROSIŃCZUK J, DYMAREK R, et al. (2015).** Comparison of efficacy of the intermittent pneumatic compression with a high- and low-pressure application in reducing the lower limbs phlebolymphedema. Ther Clin Risk Manag 11: 1545–1554.

[12] **WILSON JM, LOWERY RP, JOY JM, et al (2013).** Practical blood flow restriction training increases acute determinants of hypertrophy without increasing indices of muscle damage. J Strength Cond Res 27(11): 3068–3075.

[13] **YASUDA T, FUJITA S, OGASAWARA R, et al. (2010).** Effects of low-intensity bench press training with restricted arm muscle blood flow on chest muscle hypertrophy: a pilot study. Clin Physiol Funct Imaging 30(5): 338–343.

[14] **ZALESKA M, OLSZEWSKI WL, DURLIK M (2014).** The effectiveness of intermittent pneumatic compression in long-term therapy of lymphedema of lower limbs. Lymphat Res Biol 12(2): 103–109.